新・針師のお守り

——針灸よもやま話

浅川要 著

学術出版社

まえがき

『中医臨床』誌二〇一五年三月号（一四〇号）から二〇一八年十二月号（一五五号）まで掲載した「近況雑感」が本書に収録されている内容である。

本書は章篇としては十五篇で、『針師のお守り』の四十一篇、『続・針師のお守り』の二十六篇に比べるといささか少ないのだが、表を多用した篇がいくつもあり、また個々の篇の文字数も前二冊に比べるとかなり増えており、分量的には前二冊とさして変わらないので、このへんで一冊にまとめておこうと思い立ったものである。

各篇の表には長いものも多く、各篇の文中や文末に入れると読者が読みにくいのではと考え、一部を除き、附表として、巻末に横組みですべてまとめた。

したがって、本文は縦書き、表は横組みとなり、巻末の附表は後ろから前に向かって見ていく形になっている。

本書の特色は「東京中医鍼灸センター」、「お腹の治療」、「ビワの葉灸」、「肩の散鍼（単刺)」、「下の法」などの篇が盛り込まれている点であろう。なぜなら、これらの篇には、自分自身が長年多くの病気と向き合ってきたなかから創り出した鍼灸療法の考え方とその実際の治療内容が、具体的に示されているからである。

ここで書かれた通りの鍼灸治療が、東京中医鍼灸センターでは現在、日々行われているので、本書を手に取られた鍼灸師、とりわけ鍼灸学校を卒業されて日の浅い方々が、ご自分の鍼灸治療において何らかのヒントを本書から得られるならば、本書を出版した目的はなかば達成されたといっていいであろう。

なお誤解されないように一言、付け加えておくが、「近況雑感」もしくはそれと同様の雑文は、何らかの理由で筆を折らざるを得なくなるまでは、これからも『中医臨床』誌上に書き続けるつもりでいる。そして、もし筆を下した時点でそれがある程度のまとまった文量になっていれば、『完・針師のお守り』とでも題して、世に出そうと考えている。

本書の出版に際しては、附表が多いことを理由に、東洋学術出版社の井ノ上編集長にかなり強引に成書化をお願いしてしまった。この紙面を借りて改めてお礼申し上げる。

二〇一八年十二月　東京猿楽町の地にて　浅川　要

目次

まえがき……i
東京中医鍼灸センター……3
鍼灸治療のスタイル① お腹の治療……9
両極対応配穴法……17
鍼灸治療のスタイル② ビワの葉灸……25
鍼灸治療のスタイル③ 肩の散鍼（単刺）……33
現代中医鍼灸 日本への導入……40

下の法……61
経絡の流れを学ぼう……68
足の陽明胃経はどこで終わるのか……76
『針灸配穴』……82
十二経の接続……92
十二経脈を流れているものは何か……104
禁灸穴……116
禁鍼穴……127
七情の驚は何臓と関連するのか
―『新版 東洋医学概論』教科書検討小委員会への質問状―……136
『中医臨床』初出掲載号一覧表……149
附表……(1)

針灸よもやま話

東京中医鍼灸センター

本誌八十二号から一三九号までの「近況雑感」などの拙文が、先日、『続・針師のお守り』として、一冊にまとまった。それを読み返してみると、号を重ねるにつれ、卑近な話から次第に医学古典の解釈に変わり、「近況雑感」のタイトルと、少し、かけ離れてきたのではないだろうかと感じた。そこでこれを機に、今後はまた、日常の治療を通じて考えた、身近な細々とした話に戻すことにしたい。

私の主宰する東京中医鍼灸センターは今年三月末で丸十一年になる。それ以前の二十数年、私は一人で個人治療院を続けていた。故・平川信代先生（前・常陽学園理事長）の発案で、東京医療福祉専門学校の卒後教育の場である二年制の鍼灸研究科（浅川ゼミ）が十三年前に始まり、その第一期生の修了に合わせて、東京中医鍼灸センターは設立された。

設立に先立ち、ゼミ一期生と約一年間協議を重ねた結果、当センターの目的を、おおよそ下記のようにして、治療費や治療体制などの細目を決めていった。

①自分達の標榜する弁証論治にもとづく中医鍼灸が本当に臨床に耐えうるものなのかを実際の治療を通して検証する。

②さまざまな治療経験を個人に留めず、それを当センターに関わるすべての人で共有する。

③当センターを、弁証論治にもとづく中医鍼灸の担い手を養成する道場とする。

④当センターの経営や運営を集団で行う。

⑤東京における中医鍼灸派のセンター的役割を担う。

ゼミ一期生のうち、集団化に賛成した四人と私の五人でそれぞれ百万円を供出し、その五人で運営委員会を作り、その協議と運営委員全員の合意によって、当センターの運営を進めることにした。しかし、新たな治療の場ですみやかに業務を始めるために、経営についてはとりあえず私の個人治療院を移転する形でスタートし、時間をかけて集団化（株式会社あるいはＮＰＯ法人など）を諮ることにした。

二〇〇四年三月末で文京区での個人治療院を廃院し、翌日の四月一日から千代田区猿楽町における当センターの治療を開始するために、まず最初に公証人役場に行って、「東京中医鍼灸センター」の名称を登録した。次に文京区の保健所に廃院を届け出るとともに、当センター所轄の保健所（神田保健所）に、移転届と治療スタッフ名簿を提出した。

ところが、神田保健所から移転開設にあたって、二点、クレームがついた。

一点は「東京中医鍼灸センター」という名称である。鍼灸師は「医」という言葉を治療院の名称に使ってはいけないということと、「センター」も治療院の名称としてはふさわしくないということであった。他の地域の鍼灸治療院では「医」を含めた名称を使っているケースもあったように聞き知っていたので、保健所でそのことを申し立てたが、いくら他所で使われていたとしても、神田保健所管内では許可できないというのである（後で知ったのだが、鍼灸師は「治」という言葉も本当は鍼灸治療所などの名称として使ってはいけないようである。しかし、一九七九年に文京区で個人治療院を始めたとき、そのことを知らずに保健所に「浅川鍼灸治療院」で届け出たが、その際にはなんのクレームもなかった）。「中医鍼灸」とは、われわれの流派を表すものであり、われわれの鍼灸の特徴を示すものであるので、ぜひ認めてもらいたかったのだが、「センター」の呼称と合わせ、取り付く島はなかった。ということは「東京中医鍼灸センター」という名称は届け出上では、まったく使えないということなのである。すみやかな治療開始のためには、保健所の事前許可が必須であり、名称のために開始日を遅らせることは、個人治療院のときからの患者さんの治療継続上、考えられなかった。そこで、治療院の名称としては従来の「浅川鍼灸治療院」のままとして、保健所・千代田区役所・税務署に届け出を提出した。

もう一点は、医師（運営委員の一人は医師資格）は鍼灸治療院のスタッフとして登録することはできない、ということであった。神田保健所の話によると、医師を治療スタッフとして登録できるか否かに関しては、保健所としても判断がつかなかったそうである。そこで、東京都にお伺いを立てたが、都も判断できず、本件については厚生労働省まで裁量を仰いだとのことであった。医師はどのような治療を行っても許されると考えていただけに、ある意味、驚天動地であり、この件に関しても説明を求めた。保健所の回答はおおむね、こうであった。医師資格はどこで治療してもどのような治療でも許される資格であるが、鍼灸治療の対価を求めることができるのは鍼灸師のみであって、医師は鍼灸を業として行うことはできないというのだ。つまり、鍼灸治療をしても構わないが、その代価としての治療費は受け取れず、当然、鍼灸治療費の領収書も医師は切れないというのである。現在、病院やクリニックで医師が鍼灸治療を行っているところが結構あるような気がするが、名目上は、鍼や灸の購入代金などとしているのではないだろうか。

集団で行っている中医鍼灸の臨床の場を示すには、「東京中医鍼灸センター」の呼称は譲れないところであったが、結局、「東京中医鍼灸センター」は通称として使用することにした。そこで、ビルの壁面の看板やホームページでは、「東京中医鍼灸センター（浅川鍼灸治療院）」と表示し、また、鍼灸界で示す自分達の所属は「東京中医鍼灸センター」としている。しかし、公的な書類、たとえば確定申告の医療控除対象になる領収書では、税務署に届け出ている「浅川鍼灸治療院」で発行している。

十一年経った現在、当センターは相変わらず個人経営である。一昨年まで、経営の集団化をはかろうとして運営委員会で繰り返し討論を重ねたが、設立当時の集団化に向けた熱意は年を経るにつれて次第に薄れ、運営さえ集団化されていれば、経営に関してはこれまで通りの個人経営でいいのでは、という結論に達し、集団化は断念することにした。そこで、一昨年（二〇一三年）末に、出資者全員に出資金を返済し、続いて昨年一月の会議で出資者によって構成されていた運営委員会を解散した。したがって、将来も「東京中医鍼灸センター」が必要とされるならば、その経営は「東京中医鍼灸センター」に関係する個人から個人への無償譲渡の形をとるであろう。現在、当センター運営の基本事項は、十数人からなる治療スタッフ全員が出席義務を負う治療スタッフ会議で話し合って決めている。定例スタッフ会議は年二回である。

経営は個人経営のまま推移してきたが、治療に関しては開業当時に比べると大幅に患者数が増大しており、安定した経営が保たれている。治療内容は次第に多種多様となっており、自分達の学んできた弁証論治の真価が治療の現場でますます問われているのではないだろうか。

浅川ゼミを修了した医師達は、顧問として当センターに関わっている。現在、顧問の医師は五人である。第一、三日曜日は医師相談の日として、さまざまな質問に医師の立場で答え、また健康掲示板の相談係として、匿名の相談に実名で答えるというしんどい役割を担っていただいている。

長く鍼灸治療に携わり、集団での治療経験を重ねていくなかで実感していることがある。それは、鍼灸療法はきちんとした方法論に立脚すれば、自分がかつて想像していたものをはるかに凌駕する治療効果を発揮できるということである。このことを当の鍼灸師自身がもっと認識すべきなのではないだろうか。

鍼灸治療のスタイル①　お腹の治療

鍼灸の世界では、各人各様の治療スタイルがある。それは、鍼灸家の一人ひとりが、本で読んだり、師匠から教わったり、さまざまな鍼灸の講習会などで見聞きした治療のやり方から、自分に合っていると思ったものを参考にして、自分自身の治療のなかで創り上げてきたものである。

無論、私自身も自分の治療スタイルをもっている。『中医臨床』という公的な誌面をいささか私的に用いているきらいがあるが、ここで少し、その治療スタイルのなかで、中医派では一般的にはあまり行われていないであろう、ある意味で特異な個人的治療スタイルを二～三紹介してみよう。

私は、どの患者に対しても必ずといっていいほど刺鍼する部位がある。その一つは仰臥位での腹部、一つは伏臥位での頸部、もう一つは治療の最後に行う坐位での肩部である。

頸部の治療に関しては、以前、「玉枕関を開く」（『続・針師のお守り』に収録）の一文で明らかにしている。また、坐位での肩部の治療については、後回の「近況雑感」（「肩の散鍼（単刺）」の題名で本書に収録）に譲ることにして、ここでは腹部の治療について若干説明しよう。

問診から始まって、仰臥位での舌・脈診などを行った後、そのまま、仰臥位から治療を開始するが、「正気不足」の人ではすべて、仰臥位のときに腹部四穴に対する治療を手足の経穴に組み合わせる。

場所は中脘・天枢・関元・神闕の四穴で、多くの場合、中脘・天枢にまず刺鍼し、関元にはビワ灸を据え、ビワ灸が熱くなったら、それを神闕に移して、関元に刺鍼するというものである（ビワ灸については「ビワの葉灸」の題名で本書に収録）。あるいは、禁鍼穴である神闕以外の四穴には、灸頭鍼を施す。

この四穴のうち、中脘は胃募穴であり、手の太陽・手の少陽・足の陽明・任脈の会で、八会穴の腑会穴である。天枢は大腸の募穴、関元は小腸の募穴で足の三陰経と任脈の交会穴である。また、神闕は臍中にあり、名称から判断すると、神が舎るとされている場所である。

こうしてみると、この四穴に対する各種の刺激には、お腹の調子を整えることによって精神を安定させる作用があることが容易に想像できる。

これまでの長い時間の経過のなかで、お腹について着目させられるさまざまな契機があり、鍼灸師になってから、次第にお腹のツボに治療を施すようになってきた。

五歳の頃、母に連れられて母の実家に行ったとき、とんでもない悪さをして、お灸を据えられたことがあった。母や親戚の人たちが手足を抑えて、臍の横に直接灸を据えたのだ。今でもそのお灸の痕が残っており、それから判断すると、「肓兪」から「天枢」付近である。もちろん、母も親戚も鍼灸の業界とはまったく無関係で、二度とそんな悪さをさせないためのお仕置きのつもりだったのだろうが、なぜか、臍の横なのだ。おそらく母の実家では、子供に対する一番のお仕置きは、臍の横の瘢痕灸と決まっていたのではないだろうか。

後から考えると、お仕置きと合わせて、お腹を丈夫にするための先祖伝来のご配慮なのかも知れないが、子供にとっては今でも記憶に残る恐怖以外のなにものでもない。

国語辞書には、「お灸を据える」という言葉が出ており、その意味として、「子供に対してきつく注意したり罰を加えたりするときに用いる」などの説明が加えられているが、今では、死語に近いものではないだろうか。しかし、ひと昔前には、各家にお灸の道具があり、「足三里」などの「養生灸」は家庭で据えていたのだから、「お灸を据える」ことは文字通りの内容であったはずである。とすると、お仕置きのために子供に「お灸を据える」場所は一体、どこだったのか。各家でバラバラだったのか、それとも「お仕置きの灸点」ともいえる場所があったのか、たいへん興味あることである。

小学生の頃、学校の帰りなどに、ＪＲ中央線の四谷駅から市ヶ谷駅の間にある外堀の土手で遊んだりしたとき、線路を跨いだ外堀の向こう側、地名では「新宿区本塩町」のあたりに、木製の黒塀に白色の目立った字で大きく「東京温灸院」と書かれた屋敷が見え、一体、あそこはなんだろうと子供心に思っていた。鍼灸界に籍を置くようになった頃、そこに治療に通っている人から、あそこの温灸院は臍に温灸を据えるのだと聞かされた。臍灸でお腹の調子を整え、自律神経を安定させ、万病に効かせるのだそうである。この文章を書くうえで、インターネットで「東京温灸院」を検索してみたら、以前の場所ではないが、やはり四谷の地で、東京温灸院は現在も存続していた。その創業は大正三年と書かれていたから、もう一世紀以上も同じ治療を継続しているのだ。実にたいしたものである。

もう一つ、お腹に着目するきっかけになったのは、台東区谷中の全生庵で行われていた「丹田呼吸法」の講習会だった。

全生庵は臨済宗の禅寺で、政治家が座禅をしたり、山岡鉄舟の墓があったり、応挙の幽霊画が展示されたりと、なかなか話題性に富むお寺さんである。自宅で開業していた一九八八年頃だったろうか、なにかの折に、全生庵で「仏教清風講座」が月一～二回行われ、その法話の後、「丹田呼吸法」の講習会が開かれていることを知った。

「呼吸法」にはもともと興味があり、住まいが全生庵からそれほど離れていなかったこともあって、なによりも無料の講習会だったことに惹かれて、法話の終わり頃に、何回も出向いてみた。法話のときは無着成恭氏などの著名人が壇上に立ったこともあるのだろう、立錐の余地もないほど、本堂一杯の人だったのが、その後の講習会では、潮を引くように、ほんの数人しか残らなかった。そこにまだ存命でいらした村木弘昌先生が登場して、車座になって、丹田呼吸法のお話と手ほどきをしてくださるのだ。数人だったことや、先生の気さくなお人柄に魅入られたこともあるのだろう、しつこく講習会に通い、先生が少年の頃、病弱で、剣道の素振りを毎日行って健康になったことなど、ずいぶん親しくお話をさせてもらった。

村木先生は、医師で歯科医師という二つの資格をもち、台東区谷中で「内科歯科村木医院」を看板にして開業されていたが、「丹田呼吸法」の普及で全国を飛び回っており、「本日も休診だよ」と笑っておられた。

先生から教わったことはほとんど忘れてしまったが、呼吸では呼気のほうが重要で、吐く息で強い腹圧を作ることが「丹田呼吸」の基本であり、その際、上体を前に屈して、心窩部を折ることで、その奥にある太陽神経叢を刺激する等々、先生は説明を加えながら、実際にさまざまな「丹田呼吸」の方法を実演してくださった。

その後、一九九一年から東京医療福祉専門学校の教壇に立つようになると、毎年、授業のなかで、「江戸情緒ある谷中を散策して、全生庵で呼吸法を習ってくるといいよ」と、全生庵の丹田呼吸講習会のことを紹介するのが恒例になった。この講習会は、残念ながら現在は実施していないとのことである。

村木先生は、一九九一年にお亡くなりになったが、『丹田呼吸健康法』（創元社刊）など、いくつも著書を残され、また丹田呼吸法を本格的に指導訓練する「調和道協会」は、現在でも、日野原重明先生が会長を務める公益社団法人として、活発に活動しているようである。

日本人はよく「胃弱民族」だといわれるように、昔からいつもお腹のことを気にしてきた。子供には「金太郎さん」を着せ、大人は他の部分はともかく、腹に晒しだけは巻いておくぐらい、腹を大切にした。食欲があり、きちんと食事ができ、定期的に排便があることが健康の第一歩であると考えていたのではないだろうか。

そのために、さまざまなお腹の整え方を考えだした。江戸時代の『按腹図解』を見ると、按腹術や自己按摩術がかなり流行っていたと思われるし、どこの家にも艾や線香があり、臍の横などには足三里とともに自分でお灸を据えたのだろう。

私自身も、上述のようなさまざまなきっかけを通し、また「丹田」のことなどを本で読んだりするなかで、「正気不足」の諸病症を治すうえではお腹を調え、お腹を作ることが重要であることを感じるようになり、腹部四穴に対する鍼灸は現在、私の基本治療の一つになっている。

大体、諸々の症状を訴える「正気不足」の人は、お臍の周りが冷たかったり、臍動があったり、臍の周辺がドーナツ状に硬かったり、下腹部に力がなかったりとなんらかの腹部の徴候がみられることが多い。したがって、こうしたお腹の状態が改善できれば、「正気不足」の状態から抜け出すことが可能なのではないだろうか。

そういう人たちに、「日常的に自分でできることはなんでしょう?」と質問されることがある。

　私の答えは簡単である。私は「毎日、出歩きなさい」と指示している。できれば下駄や雪駄などのように足の親指と第二指で鼻緒をきちんと挟んで歩くのがいいのだが、履き慣れないと捻挫したり骨折したりするので、無理にそれを求めなくてもいい。それがないからといって、駄目なわけではない。自分の足に合った靴で構わない。ともかく歩くことである。それも、漫然と歩くのではなく、目的をもって出歩くことがさらによい。買い物や犬の散歩、なにか用事のためなどで外出することは、頭を使いながら、足裏を刺激し、下肢の筋肉・関節を動かすことができるので、知らず知らずのうちに、お腹の状態を無理なく改善していくことができるのである。日常的に行える無理なく習慣化された所作のなかにこそ、最も優れた治療法が存在しているのではないだろうか。

　さて、最近、新聞やテレビなどで、「腸内フローラ(腸内細菌叢)」いう言葉を見かけるようになった。無病長寿のためにお腹を調えることの大切さを科学的視点から明らかにしているが、それを可能にするのは、外から乳飲料などで善玉菌を取り入れるだけで事足りるわけではなく、食事の内容や適度な運動・安眠・ストレスの解除など総合的な日常生活の質こそが問われているのである。「快食快便」を第一義の目的とした腹部四穴に対する鍼灸は、お腹を調える有効な治療手段だと常々考えているが、本来は、そうした外部からの物理的刺激を必要としないお腹の状態を作り上げることこそ、一番肝要なことなのではないだろうか。

両極対応配穴法

今年（二〇一五年）九月十二、十三日に行われた第五回日本中医学会学術総会は、当初、中国の国医大師・路志正先生を招聘して、「名老中医の弁証論治～国医大師路志正先生の実臨床に迫る～」と題し、路志正先生ご本人による公開診療を予定していた。しかし、先生が体調不良で来日することを断念されたため、大幅な内容変更になってしまい、大会の企画を担った準備委員会はたいへんなご苦労をなさったのではないだろうか。

大会の運営のために組織されているわれわれ実行委員会も、最終のプログラムがなかなか決まらなかったことで、今回は、出遅れ感が否めなかった。鍼灸や湯液の業界および鍼灸学校へのポスターなどによる宣伝が大会間近かになってしまったことなどで、参加者数はいまひとつであったが、小高直幹実行委員長の采配のもと、なんとか大会を無事に終わらせることができた。

鍼灸実技講演は路志正先生のお弟子さんである逯儉《りょくけん》先生（北京中医薬大学東直門医院東区針灸推拿科主任）が行った。

患者モデルは二人で、一人は腰椎間板ヘルニア、もう一人は頸椎間板ヘルニアという現代医学の診断が下っている方であったが、先生は、頸や腰を診ることなく、どこにどのような症状が現れているかを二人に質問していた。最初の患者さんは、右足の大腿内側の痺れ痛み感を訴え、次の患者さんは、左手の拇指の痺れ痛み感を訴えた。壇上で逯先生は、この二人は外行経の病症であり、この外行経の症状では、その経脈の起止点穴を使って疏経通気をはかり、同時に「上病下取、下病上取」法を組み合わせるのがよいのだと説明した。ちなみに内行経の病症では、各種の要穴を使うということである。

最初の患者さんに対しては、現れている症状が大腿部内側の足の太陰脾経上なので、脾経の経気が阻滞しており、この場合、一穴は、隠白穴（脾経の起点穴で井穴）に取穴し、もう一穴は止点穴に治療点を求めるのだという。ただし、胃経の場合などは、起点穴が承泣穴であり、その場合は、第二穴の四白穴でよいという。これを踏まえると、膀胱経も睛明穴ではなく、攅竹穴を使うということなのだろう。

さて、問題は脾経の止点穴なのだが、説明どおりでいけば腋下の大包穴か、その付近から取穴するはずである。しかし、実際には前胸部の神蔵穴（腎経）付近の圧痛点を探して、一番痛みの強い部位に刺鍼していた。

また、大腿・下腿内側の足の太陰経上に症状が出ているので、上腕・前腕内側の手の太陰経走路上で圧痛点を求めて、そこに刺鍼していた。実際には手の太陰肺経の走路上よりも、かなり内側の心包経付近で圧痛点を求めていた。

この患者さんでは、上記の刺鍼治療の前後でラセーグテストを施した。こうしてみると、治療後に、確かに大幅な角度の改善が即座に見られたので、参加者がその治療効果をビジュアル的に実感できた実技講演であった。

次に登場した患者さんは、頸椎ヘルニアによる左拇指の痺れ痛みであった。これは手の太陰肺経の経気の阻滞であるとし、左拇指の少商穴と左胸部の中府穴に刺鍼した。ただし、胸部は胸部正中線から六寸の中府穴よりも、はるかに内側に入った胃経の気戸穴か庫房穴付近から圧痛点を求めていた。

この実技講演は、私が座長を務めたことから、壇上の実技を間近で見ることができ、手馴れた刺鍼術を見せていただいた。逯先生の配穴法は、一つは「両極対応配穴法」であり、もう一つは「上病下取、下病上取」法である。

『中国針灸処方大成』(王立早主編)では、「両極対応配穴法」について、「両極対応配穴法(別名　起止穴対応配穴法):主治は外経病、内臓病、頭部顔面、五官病」としたうえで、その主治を表のように記している。

後者は、『素問』五常政大論の「気の反する者は、病　上に在れば、これを下に取り、病　下に在れば、これを上に取り、病　中に在れば、これを旁取す」にその出典根拠を見出すことができる。『中医大辞典(針灸・推拿・気功・養生分冊)』(中医大辞典編輯委員会編、人民衛生出版社、一九八六年刊)では、その具体的用法を「上病下取……歯痛に合谷と内庭を取穴し、眩暈に太衝・豊隆に取穴するなど」「上病下取……脱肛に百会に灸

表　両極対応配穴法

(『中国針灸処方大成』王立早主編　江西科学技術出版社 1990 年刊にもとづく)

配穴法		経脈名	主治
井穴	起止穴		
大敦	期門	足の厥陰肝経	疝気（疝と同じ，下腹部の劇痛など多種の症状を意味する)，癲癇（癲証と癇証の合称)，胸脇部疼痛
足竅陰	瞳子髎	足の少陽胆経	頭痛・眼疾患，耳聾耳鳴
関衝	糸竹空	手の少陽三焦経	咽の腫れ・舌のこわばり・頭痛・目の充血
中衝	天地	手の厥陰心包経	胸痛・腋の腫れ・心痛・昏迷（意識障害)
湧泉	兪府	足の少陰腎経	癲狂（癲証と狂証の合称)，昏迷（意識障害)，黄疸，咳喘（咳嗽喘息)
至陰	睛明	足の太陽膀胱経	頭痛，眼疾患，腰痛，胎位不正
少沢	聴宮	手の太陽小腸経	眼疾患，喉痛，乳汁分泌不全，耳聾耳鳴
少衝	極泉	手の少陰心経	胸脇疼痛，心悸，癲狂（癲証と狂証の合称)
隠白	大包	足の太陰脾経	癲狂（癲証と狂証の合称)，崩漏（不正出血)，胸脇疼痛
厲兌	承泣	足の陽明胃経	目痛，流涙，腹脹，夢紜(意識障害)
商陽	迎香	手の陽明大腸経	歯痛，頸の腫れ，鼻づまり，鼻衄（鼻出血)
少商	中府	手の太陰肺経	胸痛，咳嗽，咽喉部の腫脹疼痛

し、腰痛に人中を刺鍼するなど」と記している。

この実技講演を通じて、いくつか参考になった点があったが、ここでは、逯先生の用いた二つの配穴法の一つ「両極対応配穴法」に的を絞って、少し述べてみたい。

「両極対応配穴法」の実技が参考になった第一の点は、この配穴法が疏経通気に用いるものであることは以前から知っていたが、それを実際にはどのような場面で用いるのかを見せてもらったことである。

私自身は、腰椎ヘルニアや頸椎ヘルニアであれば、常識的（?）に膀胱経や督脈の経気の阻滞と考える。そして、その阻滞の症状が上下肢のどこかに現れるのだが、その部分の症状はスクリーンに映し出された画像のようなものであり、そこに実体はないのではないだろうかと考える。したがって、私であれば、この症状を取り除く根本治療として頸椎なり腰椎のしかるべき場所に刺鍼し、また、委中・崑崙・申脈・後渓穴などの遠端穴を取穴することで、膀胱経や督脈の経気を通じさせることを第一義に考える。「両極対応配穴法」を使うならば、恐らく膀胱経の至陰穴と睛明穴、督脈の人中穴、長強穴を取穴するであろう。

そして、実際に痛む場所については、一番痛むところに直接刺鍼するか、もしくは近隣穴から取穴する。たとえば、大腿内側の痛みであれば、「痛を以て腧と為す」的に圧痛点を探して刺鍼するか、その圧痛点の所属している血海・箕門・曲泉・陰包穴など脾経や肝経から近隣穴を求める。

ところが、逯先生は、痛む部位にもとづいて、その所属経脈の起止点を用いている。確かに「通ぜざれば痛む」のであるから、その起止点を取ることは痛みの改善にはつながるが、この方法ではまたしばらく経ったら痛みがぶり返してしまうのではないだろうか。実技講演という限られた短い時間のなかで、あえて痛みを取ることに腐心したのか、あるいは、それでよしとするのか、その辺りを聞いてみたかったのだが、フロアからの質問を当然優先しなければならないので、残念ながら聞かずじまいになってしまった。

参考になったもう一つの点は、「両極対応配穴法」の一穴は井穴をそのまま使用しているのに対し、対応穴（この二例では、大包穴と中府穴）は、厳密に経穴の所在部位に取穴するのではなく、周辺の圧痛点を取穴していることである。中国の中医師は、経穴に前揉捻もなしで、さらには押手も用いず刺手だけで刺鍼する方も多いのだが、逯先生は日本のお家芸ともいうべき圧痛点を丹念に探し、一番痛みの強い部位に刺鍼しているのが、興味深かった。

私自身は、「両極対応配穴法」の存在は知っていたが、その配穴法を使ったことはない。疏経通気は井穴のみで行う。その理由は、井穴に対応する起止点穴が取穴しにくいことにある。手足の六陰経はほとんどすべて胸部（極泉穴のみ腋窩）なので、一方で気胸の心配があり、同時に胸前を開けることで、患者さんに過度の緊張を強いる可能性がある。また、手足の六陽経の起止点穴は顔面部の五官の周辺にあり、五官科（眼・鼻・耳・口・舌）疾患以外で用いるのは、やはり抵抗がある。

中国の鍼灸界では、「両極対応配穴法」はどの程度、ポピュラーな配穴法なのだろうか。『中医臨床』誌編集部が、中国の各種中医雑誌類から、この配穴法の症例報告を目にしたら、ぜひ雑誌に掲載してもらいたいと思っている。

鍼灸治療のスタイル②　ビワの葉灸

二〇一五年九月号（通巻一四二号）の「鍼灸治療のスタイル①お腹の治療」のなかで、ビワの葉灸については後回の「近況雑感」でとしたので、今回は「ビワの葉灸」について述べよう。

ビワの葉を使った灸療法は古来、日本で行なわれてきたもののようである。というのは、中国の灸法の本をいくつか当たってみたが、そこには塩・生姜・ニンニク・附子・胡椒などを使ったさまざまな隔物灸が書かれているものの、ビワの葉は出てこないからである。ビワの葉そのものの性味や薬効については『本草綱目』（李時珍著、明代）など歴代の本草書に詳しく記されているが、それはいずれも内服した場合のそれであって、温灸などの外用としては目に触れることはないようである。

『鍼灸OSAKA』二〇一三年秋季号（二十九巻三号）の「多様な灸からびわの葉灸へ」（猪飼祥夫著）によると、ビワの葉灸の方法には歴史的に二つの系統があったとされる。私が勤めている東京医療福祉専門学校教員養成科の某先生は、そのうちの一つ、生のビワの葉の上に晒し木綿と紙を載せ、その上から棒灸を押し付ける「ビワの葉灸法」を得意とするので、教員養成科の学生は誰でもこの方法を会得している。

『医道の日本』二〇一〇年十一月号（通巻一四三号）の「びわの葉灸の具体例」（深見哲哉著）では、その方法の歴史的経緯を「江戸時代には様々なビワの葉療法が誕生し、棒灸と生のびわの葉を使って体に押し当てていく療法（びわの葉灸）の起源は、栃木県真岡市の長蓮寺にあるとされている。代々門外不出の伝承だったが、昭和四十年代に民間療法として広まった」と述べ、写真入りでその具体的なやり方を詳細に記している。

私自身も昔、いつだったかは定かでないが、檀家信徒の無病長寿を願い、境内にあるビワの葉を火鉢で炙り、身体を撫でさする寺院があると誰かに聞いたことがあるが、このやり方は前述の「多様な灸からびわの葉灸へ」によると、静岡の臨済宗の寺院・金地院の河野大圭大師が大正から昭和にかけて編み出したもののようである。

ビワの葉灸についてネットで検索すると、数多くヒットする。また、『ビワの葉療法のすべて――難病を癒す医者知らずの家庭療法』『体によく効くビワの葉療法全書――病に克つ・心と体を癒す即効家庭療法』(ともに神谷富雄著、池田書店刊)など、ビワの葉灸を扱った書籍がいくつも存在する。『ビワの葉療法のすべて』では、さまざまなビワの葉療法が紹介されており、また、なにに効くのかを実例をあげながら説明し、なぜ薬効があるのか、その科学的メカニズムを明らかにしている。

私がビワの葉灸を目にしたのは、十年ほど前の浅川ゼミ(東京医療福祉専門学校鍼灸研究科)四期のときである。といっても、そのときはビワの葉の上から棒灸を押し付ける長蓮寺流のビワの葉灸ではなかった(長蓮寺流のやり方は、それから数年経ったゼミのときにゼミ生の一人に披露してもらって、初めて体験した)。

その頃のゼミは基礎科・応用科の二年制で、二年生は三~四人で一つの班となり、実際の患者さん数人(持病のある在校生)を一年間にわたって各班が輪番の形で治療していた。見立ての弁証部分では私が入って指導するが、治療においてはその班の人たちが、効果があると思われるさまざまな治療法をもち寄って施していた。

あるとき、四期のゼミで、ゼミ生の一人がうつ伏せになった患者さんの背中に小型のドライヤーのようなもの二台を押し付けていた。なにをしているのだろうと思い、質問したところ、統合医療を標榜する某病院で販売しているビワの葉灸の器具を使って温灸をしているのだという。電気器具の口の部分にニクロム線（?）のような熱源があり、その先のスポンジにビワの葉のエキスを滲み込ませて皮膚を温めるもので、私も試させてもらったところ、とても心地よい。

そこで、東京中医鍼灸センターでもこのやり方を導入したらどうかと考え、とりあえずその器具を自宅で家族に使っているメンバーから借り受けて、私自身も治療のなかで使ってみた。

しかし、実際に使ってみるといくつか問題があった。一つは器械の価格が数万円程度と比較的高価であること、さらには、小さなペットボトルに入ったビワの葉エキスが数千円と値段が高く、このエキスを頻繁に購入しなければならないこと、それよりも問題なことは、この温灸をしているときは、それに両手が取られてしまって、刺鍼など他の治療ができなくなってしまうことであった。もちろん、「ビワの葉療法」を看板にしているところならば、それもありなのだが、私のように刺鍼治療を主にしている者にとっては、この器械の導入はなかなか難しい相談であった。

スタッフ会議で皆に相談したところ、自分たちでビワの葉のエキスを作り、独自のビワの葉灸を編み出してもいいのではないかということになった。そこで、『体と心がよみがえるビワの葉自然療法』（望月研著、池田書店刊）に書かれたビワの葉エキスの作り方を参考にしながら、ビワの葉エキスを作ってみることにした。

養分の蓄えられた九〜十月頃のビワの葉を大量に仕入れ、梅酒用の五〜八リットル広口ビンを何本か購入して、ビンの口近くまで、ビワの葉を詰め、梅酒用のホワイトリカー（三十五％）を、ビンの口一杯まで注ぎ込んで密閉し、一年も寝かせると、ブラウン色の芳醇な香りを放つビワの葉エキスが出来上がった**（写真①）**。

現在、東京中医鍼灸センターで行っている「ビワの葉エキス灸法」は次の通りである。

①内径五〜六センチ、高さ三センチほどの竹筒の底にガーゼを張る。塩灸の場合は、塩がこぼれないように麻袋のような目の積んだ布を竹筒に張るが、ビワの葉灸では、脱脂綿が落ちないようにするためだけなので、ガーゼで十分である**（写真②）**。

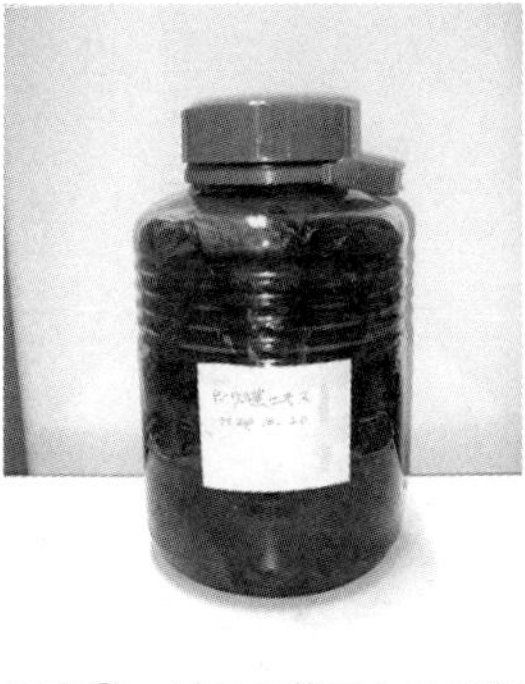

写真①　ビワの葉エキスの瓶

②タッパーに脱脂綿を詰め込み、ビワの葉エキスをたっぷり注いでおく（写真③）。
③治療の際には、タッパーから脱脂綿四枚ほどを取り出して、液を絞り、竹筒の底にそれを敷き、その上に灸頭鍼用の艾を団子状にして置く（写真④）。
④施灸する部位は多くの場合は腹部だが、場合によって仙椎部の八髎穴に据えることもある。
⑤施灸する前に予め、患者さんに熱くなったら我慢しないで教えるよう伝えておく。

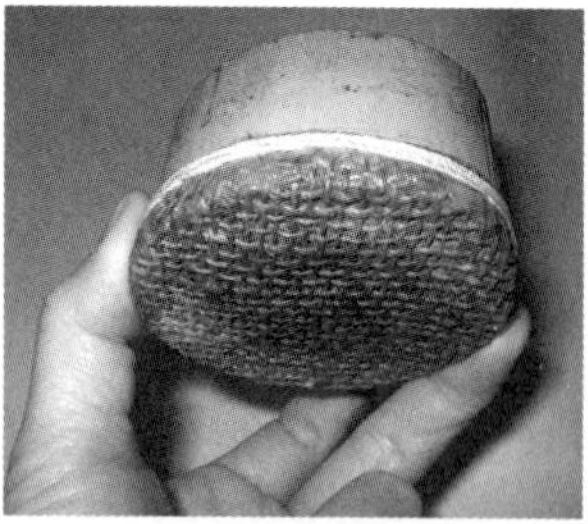
写真②　隔塩灸用の竹筒

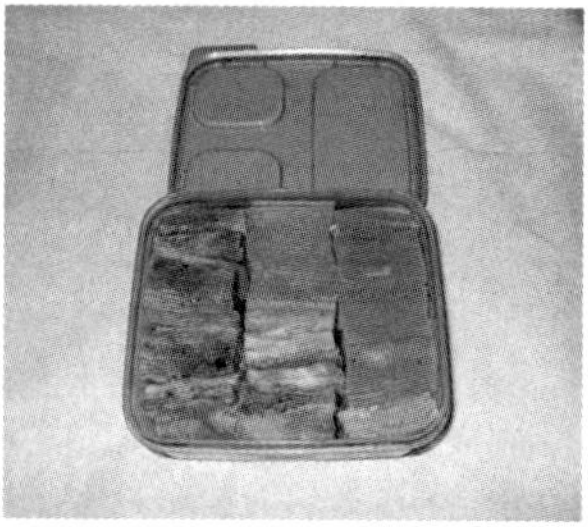
写真③　エキスが滲み込んだ脱脂綿

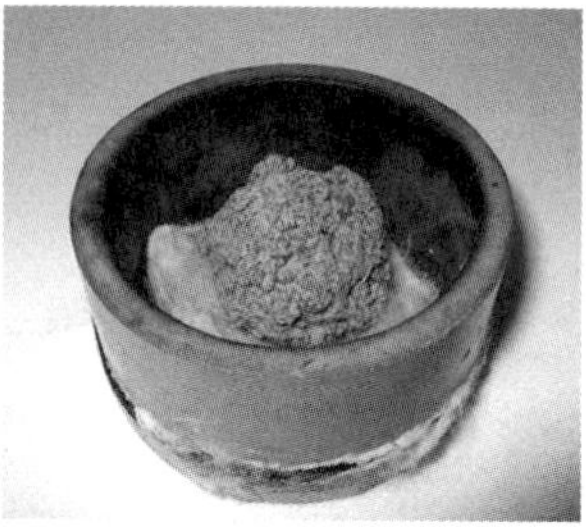
写真④　ビワの葉エキス灸

⑥施灸する部位は、多くの場合、腹部の二カ所で、最初に気海穴から関元穴の辺りに置き、熱いと言われたら、竹筒を神闕穴に移し、そこでも熱いと言われたら、それで施灸を終わりにする（**写真⑤**）。

⑦「ビワの葉エキス灸法」は、主に虚寒証に用いる。臓腑では「脾気虚」「脾陽虚」「脾腎陽虚」などによって起こる諸症状に一番適している。

隔物灸では、「隔塩灸」「隔姜（ショウガ）灸」「隔蒜（ニンニク）灸」などを試してみたが、いくつか難点があって、私自身は現在こうした隔物灸を用いていない。「隔塩灸」は燥熱なので、皮膚面の温度が急激に上昇し、火傷になりやすい。また、「隔姜灸」と「隔蒜灸」はショウガやニンニクの成分が皮膚を荒らしやすく、皮膚に水泡を起こしやすいのである。その点、ビワの葉エキスを使った「ビワの葉エキス灸法」は、湿潤な熱感がゆっくりと皮膚から内部に伝わっていく。また、長年、施灸してきたが、エキスが皮膚を荒らすことは一度もなかった。

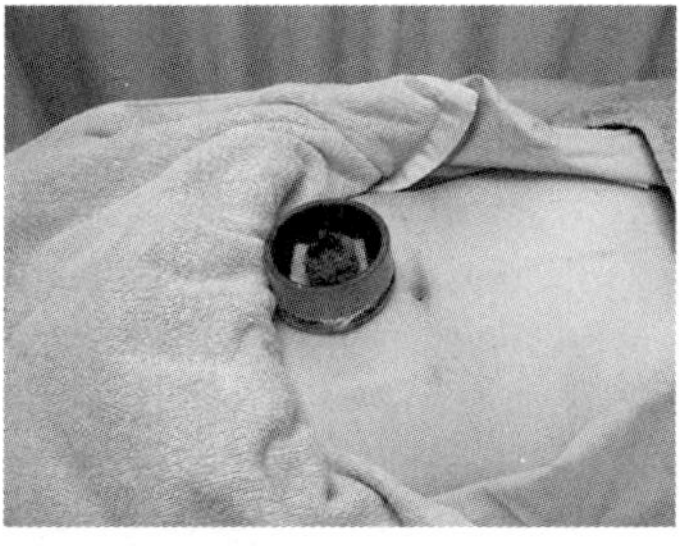

写真⑤　腹部の施灸

注意すべきことは、高齢者や腹部の脂肪層が厚い人、糖尿病の人などである。これらの人たちは皮膚感覚が鈍く、なかなか熱さを感じず、火傷になることがある。私もこれまでに数人に対し、火傷をさせてしまった経験をもつ。

＊

私の日常の治療のなかでは、「ビワの葉エキス灸法」はすっかり定式化されて、刺鍼治療に組み込まれている。ビワの葉エキス灸を治療の最初にまず関元穴や神闕穴のところに置き、ゆっくり燃えている間に手足や頭部などの所定の腧穴に刺鍼し、十分ほどの燃焼時間の間留鍼して、十分に熱感が腹中に滲みわたったところでビワ灸をはずし、抜鍼して仰臥位の治療を終わらせ、伏臥位の治療を開始する。

つまり、ビワの葉エキス灸にはタイムキーパーの要素ももたせているのである。

いずれにしろ、下痢・便秘・腹痛・腹部膨満・さまざまな胞宮疾患（女性の生殖器疾患）など虚寒性の腹部疾患に対しては簡便で効果的な治療法なので、家庭療法として普及してもいいのではないだろうか。

鍼灸治療のスタイル③　肩の散鍼（単刺）

鍼灸の世界では、各人各様の治療スタイルがある。それは、鍼灸家の一人ひとりが、本で読んだり、師匠から教わったり、さまざまな鍼灸の講習会などで見聞きした治療のやり方から、自分に合っていると思ったものを参考にして、自分自身の治療のなかで創り上げてきたものである。

ここ数回の「近況雑感　鍼灸治療のスタイル」で書いたように、無論、私自身も自分の治療スタイルをいくつかもっている。ここで述べる肩部への「散鍼」もそうした個人的な刺鍼術の一つである。しかし、「散鍼」といっても、短い鍼の、しかも鍼体部分を刺手の拇指と示指に挟んで、素早く刺手を上下させて一定の面積を細かく無数に刺鍼し、押手の方は手を広げて、刺鍼と連動して皮膚面を押圧したり撫でさすったりする一般的な「散鍼」術ではなく、むしろ肩部への「単刺」というべきものである。

問診から始まった弁証論治にもとづく刺鍼治療の最後に、患者にベッドに腰掛けた姿勢で、坐位になってもらい、背後に回り肩を片方ずつ刺鍼していくのである。治療自体は、仰臥位と伏臥位ですべて終わっているので、これは中医派では一般的にはあまり行われていない、ある意味、特異な個人的治療スタイルといえそうである。

東京医療福祉専門学校の卒後教育の場である「鍼灸研究科」（浅川ゼミ）を修了すると、その翌年の一年間、東京中医鍼灸センターで研修できるシステムがこれまで採られてきた。一年間といっても日曜日だけで、しかも希望者が多いこともあり、月一回、第一～第四日曜日の決められた日に二部制（午前十一時～午後二時と午後二時～午後七時）の入れ替え制で、それぞれ一人ずつ研修する形で行われている。したがって、一年間に研修できる人数は最大八人で、一人が研修できる日数は年間十二回である。研修生は、私の横に立ち、助手として一緒に患者さんの舌や脈を診る。また、鍼を私に手渡したり、カルテを記載したりする。こうして、私が行う実際の治療を通して、鍼灸治療の現場とはどんなものであるかを学んでいくのである。

一年間の研修を終える頃には、患者さんへの接し方や治療の流れを覚え、その後も鍼灸の世界に身を置いて、なんとか治療家としてやっていける自信をもてるようになるので、研修を終えた多くのゼミ生が開業する。

鍼灸学校を卒業して、鍼灸免許を取得した人が鍼灸の業界に定着するのは十％に満たないといわれている。この比率から考えると、鍼灸免許取得↓鍼灸研究科（浅川ゼミ）↓東京中医鍼灸センターの形で研鑽を積んだ人たちの鍼灸業界定着率は比較にならないほどの高率である。

ということは、これまでも繰り返し主張してきたが、本来ならば各鍼灸学校は単に鍼灸免許取得の国家試験のための予備校的存在ではなく、一人前の鍼灸師を養成するこのような卒後の教育システムを各学校もしくは各学校が共同の形でもっていなければならないであろう。それが学校経営に携わる人たちの責任ではないだろうか？

話が少しずれてしまったので、今回の『近況雑感』のテーマに戻そう。

東京中医鍼灸センターの研修生から研修のなかで必ず質問を受けるのが、肩こりを訴えているわけでもないのに、先生は治療の最後になぜ肩部の散鍼をするのか？　それは必要なものなのか？　といった類のことである。

治療の最後に座ってもらって肩こりに対する刺鍼とごく短かい時間のマッサージを行う

のには、いくつもの意味がそれなりにある。

坐位になってもらうことの第一義的な意味は、それまで一時間近くもまな板の鯉のようにじっと我慢して刺鍼治療を受けてきた患者さんの緊張を解くことである。これは、美容院で髪のセットの最後にちょっと肩をマッサージするのと同じようなものと考えてよい。

繰りかえし来院されている刺鍼治療に慣れた人には、最後に座ってもらって坐位での肩部の刺鍼を行うのだが、このとき、臥位から坐位に体位を変えたときの体の状態や気分を背後から観察しているのである。場合によっては、一言、「疲れましたか？」と声をかけて、患者さんの反応を診ることもある。「疲れた」と言われたり、顔色が優れなかったりしたら、臥位に加算した坐位での刺鍼は刺激が過剰になりすぎるので、軽くマッサージをして、それ以上の治療はせず、治療を終わりにする。

ただ、この肩への散鍼は、過去に鍼治療の経験がなく、私の治療が初めてという方の初診時では、施すことはまずない。

三番目に、肩こりを訴えなくとも、触ってみると頸や肩に強い凝りのある人が圧倒的に多い。社会的ストレスが強く、スマホやパソコンで成り立っている現代社会が頸や肩の凝りを絶えず作り出しているのではないだろうか。したがって、最後に頸から肩の凝りを取ることが臥位での刺鍼治療の質を高め、治療後の良好な体調を維持していくうえで重要な役割を担っているのではないかと考えている。

治療の進め方は、足をベッドから下ろして腰掛けてもらい、患者さんの背中側に廻り、肩上部から肩甲骨内縁にかけて、押手の主に中手の指頭で押圧して、肩の凝りを探し、左右の肩でそれぞれ一番しこった硬結五〜六箇所に三番（〇・二〇ミリ）の日本鍼一寸（三〇ミリ）で刺入していく。鍼をやや斜めにし、細かい提挿による瀉法で、硬結を壊していくのである。刺鍼し終わったら、両方の肩をマッサージする。これでその日の治療は完結する。

ただ、この坐位での肩への刺鍼はたまに眩暈鍼を引き起こすことがあるので、注意を要する。耳が白っぽくなってきたり、触っている肩の辺りが汗ばんできたり、頸が次第に前に落ちてきたら、「気分はどうですか?」と必ず聞かなければならない。「ちょっと……」と言われたら、すぐに横に寝かせて、様子を見る。肩井穴付近は特に眩暈鍼が多いところであり、柳谷素霊先生も、『禁穴論・返し鍼法』（医道の日本社刊）の第二編「返し鍼」のなかで肩井穴の刺鍼に関し、「26、肩井（僧帽筋の全縁、第六頸椎の外方にあり）に刺して痛む、又脳貧血を起こす。返法 この場合は、糸竹空（眉毛外端の凹陥部）三里（曲池の下方三指横径の部）懸鐘（足の外踝の上方三指横径の部）〔鍼灸要法指南〕」「34、肩井に深く刺て、人悶倒す、又心臓麻痺を起こす。返法 懸鐘、足の三里に刺てよく補ふべし、又目膠糸竹空にさしてことに効あり。〔鍼灸備要、鍼灸聚英、神倶集、療治之大概集〕」「56、肩井に刺して人悶することあり。返法 三里、陽陵泉を補すべし。〔西儀流秘伝書〕」「69、肩井に刺して誤てば。返し鍼 条口、絶骨へ乱鍼する。〔岡田氏伝〕」と諸書を引用している。

坐位での肩部散鍼の方法は、実は師匠である横山瑞生先生が行っているものを模倣したものである。ちなみに散鍼という呼称も先生が使われていたものである。先生がどのようなお考えでこうした治療を最後に施すのかお聞きしたことはなかったのだが、私なりに考えるに、これこそ従来の日本の鍼灸術が医師の行う医療とは異なるものであることを示すものではないだろうか。これは、同時に現代中国の中医師が行っている鍼灸術とも異なっているのである。

大げさな言い方かも知れないが、日本の鍼灸治療のなかには触れることによる癒しの部分が内包されているのではないだろうか。経穴などの刺鍼部位もきちんと探って、その部分の反応を診る。刺鍼する際には前柔撚や後柔撚を施す。さらに肩も丹念に触って、硬結部位に刺鍼し、最後に肩のマッサージで治療を終わらせるのである。

病院の外来医療では、直接患者さんに触れることなどほとんどなくなってきている。場合によっては、患者さんの顔も見ないで、パソコンに保存されたさまざまな検査結果とにらめっこをしている。

私の鍼灸術はそうした医療の世界とは真逆なものであり、四診から始まり、最後の坐位での治療まで、手で触れることに終始するのである。

そのような点から考えると、私の鍼灸治療も日本で従来から行われてきた鍼灸術の域に所属しているのかも知れない。

現代中医鍼灸　日本への導入

今年（二〇一六年）の日本中医学会第六回学術大会会頭を仰せつかり、私が今大会を方向付けるメインテーマとサブテーマを決めることになったので、大会のメインテーマを「日本中医学の創造を目指して」とし、鍼灸部門のテーマは、「中医鍼灸は市民権を得たのか？」にした。

鍼灸に限定していえば、現代中医鍼灸（現在の中国が中国歴代の医学古典をベースにして作り上げた中医鍼灸学の意味で用いている）が日本に入ってくるようになって、五十年近くになる今日、鍼灸学校のカリキュラムに取り入れられたりして、現代中医鍼灸は日本鍼灸界でも次第に容認されるようになってきた。しかし、それがどれほど日本の鍼灸治療の現場で用いられているのか、さらには一般の人びとにどれほど知れ渡っているのか、個人的には、現在の状況はおそらくごく一部の鍼灸師にもてはやされているものの、とてもではないが現代中医鍼灸が鍼灸の業界や世間に普及しているとはいい難いような気がする。そこで、この辺で一度立ち止まって日本における現代中医鍼灸の現在の在り様を検討し、なにが問題なのかを明らかにしてみてもいいのではないかと考え、今回の鍼灸のテーマを決めた。

今大会では、「中医鍼灸は市民権を得たのか?」と題したシンポジウムを開き、立場をまったく異にする岡田明三氏、寄金丈嗣氏、井ノ上匠氏の三人のシンポジストに下記のそれぞれの立場から発言してもらうことにした。

経絡治療学会会長の岡田氏には、同じ東洋医学的考え方に立脚した「経絡派」は、日本における中医鍼灸およびそれを標榜しているグループをどうみているのかを忌憚のないところでお話しいただく。

寄金氏には、これまで治療家兼ジャーナリストとして長く日本の鍼灸界を鳥瞰してきた立場から、流派を成り立たせている「中医鍼灸」とはなにか、「日本鍼灸」とはなにかという基本から話をスタートすべき、あるいはそういったカテゴライズそのものの必要性があるのかないのかを検討すべきだと主張する氏の考えを披歴してもらうつもりである。

井ノ上氏は『中医臨床』編集長として、日本の現代中医鍼灸と中医派の動向を見てこられたので、その見地から日本中医鍼灸のもつ問題点を明らかにしてもらおうと考えている。

こうして三人を列挙してみると、三人三様で、それぞれ立場や考え方がまったく異なっており、果たして統一性をもつシンポジウムになりうるのか、このようなシンポジウムをもつ価値があるのかと、危ぶむ向きもあるのではないかと思うが、私としては、まったくバラバラで一向に構わないと考えている。

私にとって一番必要なことは、今回のシンポジウムで日本における現代中医鍼灸の問題点を浮き彫りにして、今後の日本における中医鍼灸はどうあるべきか、その糸口が多少なりとも見つけられれば、十分に意義があるものと考えている。

東洋医学に立脚した鍼灸治療を希求する鍼灸師にとって、日本の社会状況や風土に合わせた日本の鍼灸医学を作り上げることが求められている。が、その現在の成立過程ではどうしても現代中医鍼灸の力を借りなければならないのではないだろうか。したがって、今の私が「中医派」とカテゴライズされることは一向に構わないが、同時に将来、日本において「中医派」が死語になることをも願っているのである。

さて、中医学会の学術大会では、毎年、開会の冒頭に会頭講演が組まれており、今年は、このシンポジウムに先立ち、「現代中医鍼灸はどのように日本に導入されたのか？」と題した講演を私が行うことになっている。

そこで、講演内容をまとめた抄録を作成したが、一二〇〇字という字数制限もあり、十分に伝えたい内容を盛り込めなかったので、この場を借りて、もう少し、きちんとした文章で、現代中医鍼灸日本導入黎明期について、明らかにしていくことにする。

現代中医鍼灸の日本導入は、一九九〇年代以前と一九九〇年代以降で大きく二つの時期に分けられる。一九九〇年代以前は、現代中医鍼灸書を翻訳し、その翻訳本にもとづいて、自身の鍼灸治療を行っていた時期である。一九九〇年代以降になると、兵頭明先生を筆頭に実際に中国の中医学院に学んだ留学生が陸続と帰国し、後藤学園を中心に中国で学んだ中医学を直に日本で広め、同時に「東洋医学臨床論」などの鍼灸学校の教科にも中医学が取り入れられるようになって、日本中医鍼灸は新たな時代になってきた。

私が今、ここで語るのは、一九九〇年以前の日本中医鍼灸の動向である。

一．『中国漢方概論』

私が知る限りにおいて、最初に日本語に訳された現代中医鍼灸書は『中国漢方概論』である。本書は原書名を『中医学概論』といい、日本語版の元本になったのは、一九五八年に南京中医学院が編纂し、試用初版が刊行され、全国で約一年の試用のうえ改訂され、一九五九年に人民衛生出版社が出版したものである。

『中医学概論』は中華人民共和国成立後、初めて系統的に編纂された中医教材であるが、鍼灸に関する内容は比較的少なく、特に経穴に対する扱いは「(穴位および取穴法(主治)」だけで、その内容も簡略である。

『中国漢方概論』の翻訳に携わったのは、愛知大学と二松學舍大学の漢文や中国語の関係者である。愛知大学は一九四六年に上海東亜同文書院の関係者によって設立された大学であり、本書翻訳の筆頭委員である鈴木択郎は『中日大辞典』(大修館書店刊)の編纂委員長でもあった。また、二松學舍大学は、漢学塾をその始とする漢文・漢学の大学である。本書の内容が中医学にも関わらず、鍼灸に関しては、丸山昌郎(医師)の助力を受けたに留まり、翻訳段階から本書に携わった鍼灸関係者は皆無である。

『中国漢方医学概論』

原書名：中医学概論
原書編著者：南京中医学院
原書出版元：人民衛生出版社
原書発行年：一九五九年
邦訳者：中医学概論邦訳委員会
編集総括委員：中島健蔵
翻訳：鈴木択郎（愛知大学教授）、中沢信三（二松學舎大学・日本大学教授）、桑島信一（愛知大学教授）、内山雅夫（愛知大学教授）、今泉潤太郎（愛知大学教授）。
薬物用語解釈：長沢元夫（東京理科大学教授）。編集企画：龍野一雄（医師・漢方臨床家）
助力・鍼灸：丸山昌郎（医師）
邦訳出版元：中国漢方医学書刊行会
邦訳発行日：一九六五年十二月十日
経穴記載内容：穴位および取穴法、主治
記載例（足三里）：

膝眼の下三寸、脛骨の外、大筋の内。
主治　胃腹の脹痛、消化不良、便秘、下痢、虚労、眼疾
備考：
①原書は中国衛生部の指導下で、南京中医学院が編纂し一九五八年に試用初版が刊行され、約一年の試用ののち改訂されたもの。現代中医学の礎を築いた。
②鍼灸の扱いはそれほど多くない。
③翻訳は大学の中国語と漢文の学者が担う。
④鍼灸に関しては丸山昌郎の尽力に留まる。

二．『はだしの医者教材』

一九六六年から中国で文化大革命が始まり、伝統的な中医鍼灸は反動的、封建的などと非難され、陸瘦燕など多くの中医師が汚名を着せられ失脚した。

文革時代の鍼灸は、かなり簡素化されたものであった。同時代の鍼灸書『赤脚医生針灸手冊』（陝西人民出版社刊）にもとづくと、基本的には経絡に関する記載はごくわずかであり、経穴に対する記載も、（「定位」「取穴法」「主治」「針灸」）のみである。邦訳された

『はだしの医者教材』（三景書店刊）では、さらに鍼灸の内容が少なく、経穴の記載では、項目を立てず、部位と刺鍼法を簡単に記すが、主治はなく、また総じて深刺である。

この時代、中国の新華社（国営放送）は、連日連夜、鍼麻酔と難聴に対する鍼灸治療の成果を全世界に流し、また一九七二年のニクソン訪中の際の随行記者が鍼治療を受けて良好な治療効果だったことなどから、世界中に鍼ブームが起こった。私自身もいわゆる「中国ばり」を積極的に取り入れた一人である。その時代の鍼灸は「新針療法」と呼ばれ、『はだしの医者教材』によれば、「進針が速く（すばやくさし込む）、取穴数が少なく、針を深く刺し、刺激が強く、透刺が多く、置針をしない」ことを特徴としている。

『はだしの医者教材』は個人名では訳者名を示していないが、名越礼子氏（欅鍼灸院）や吉川正子氏（東方鍼灸院）が本書の翻訳に関わっていることが明らかになっている。その前書きの部分で、自分たちは医学の専門家でも中国語の翻訳家でもないが「中国の新しい医療制度〈はだしの医者〉に非常な興味をもち、これは日本の現在の荒廃した医療状況のなかにあって、自分たちの健康を守るためのよい教材として大いに活用できるのではないか」と、その出版目的を示している。

『はだしの医者教材』
原書名：「赤脚医生」培訓教材
原書編著者：吉林医科大学革命委員会
原書出版元：人民衛生出版社
原書発行年：一九七一年
邦訳者：「はだしの医者教材」翻訳グループ
邦訳出版元：当初自費出版、後に三景書店で発行
邦訳発行日：一九七六年十二月一日（第四分冊）（第一分冊はこれよりも二年ほど前）
経穴記載内容：項目を立てていない。部位と刺鍼法を簡単に記すが、主治はない。
記載例（足三里）：
犢鼻の下三寸、脛骨の外縁約一横指のところ、直刺一・五〜三寸。
備考：数年かけて四分冊の形で出版。

三．『中国の針灸と新医療法』

同じ文革時代に江蘇新医学院が『中医学』を編纂し、江蘇人民衛生出版社から一九七二

年に出版された。江蘇新医学院は南京中医学院と南京医学院が合併して設立されたもので、後に南京中医薬大学へと発展した。南京中医学院は現代中医学の礎を築いたところであり、同校が文革時代に出版したのが同書である。その下篇部分「針灸と新医療法」だけを当時、四谷の東京高等鍼灸学校（現・東京医療専門学校）に在学していた浅川要・小林元基・山崎てるみらの鍼灸師グループが、中医鍼灸を学ぶ必要性から翻訳し、刊々堂から『中国の針灸と新医療法』と題して、世に出した。本書は経穴に対する説明は『はだしの医者教材』よりは詳しく、位置・主治・刺鍼法について書かれているが、経絡に関しては、わずかに留まり、それと逆に、耳鍼・手鍼・頭皮鍼など、新鍼療法にかなりの紙面を割いているものである。

『中国の針灸と新医療法』
原書名：中医学・下篇
原書編著者：江蘇新医学院
原書出版元：江蘇人民出版社
原書発行年：一九七二年

邦訳者：浅川要（鍼灸師・東京中医鍼灸センター院長）・小林基起（鍼灸師・元鹿児島大学教授）・佐藤昌代・山崎てるみ（鍼灸師）

邦訳出版元：刊々堂

邦訳発行日：一九七六年九月二十五日

経穴記載内容：位置、主治、附注

記載例（足三里）：

位置　犢鼻の下三寸で、脛骨前縁の外側一横指。

主治（一）胃痛、嘔吐、腹部膨満、便秘、細菌性下痢、腸炎、慢性下痢、小児の下痢、胆のう炎、胆石症、伝染性肝炎、急性腸狭窄・腸閉塞、腸管マヒ

（二）マラリア、発熱、脳炎後遺症の嗜眠及び嚥下困難、高血圧症、頭痛、眩暈、不眠

附注　前脛骨筋から下腿後側正中線に向けて刺針すると、皮下に外側腓腹皮神経及び伏在神経の枝があり、深層では前脛骨筋内の深腓骨神経筋枝附近に達する。また、針を外果の方向に下に向け三～四寸斜刺すると、針先は深腓骨神経の附近に達する。本経の闌尾穴、上巨虚等を直刺する際も解剖的には足三里と基本的に同じである。

備考：「附注」は主に刺鍼法について記されている。

四．『針灸学』（上海中医学院編）

上海中医学院編纂の『針灸学』は文革時代の一九七四年に刊行されたが、その底本は一九六二年の発行で、文革以前の中医鍼灸の内容をそのまま踏襲したものである。本書の特徴は独立した経絡篇を設け、経絡に関する膨大な資料にもとづいて、経絡学説を体系的に明らかにしていることである。すなわち、それまでの鍼灸書の多くが経穴の添え物的な経絡の示し方であったのに比べて、経絡学説の重要性を際立たせたことにある。また、経穴の記載項目で「主治」とは別に「効能」を設けていることがある。この効能の考え方は、経穴の主治を概括した作用とみてよく、なんらかの手技を加えることで生じる経穴の作用と考えられる。

同書の邦訳書は一九七七年に刊々堂から同名で出版され、版を重ねる売れ行きを示した。本書によって現代中医鍼灸のすべてが初めて日本に導入されたといえよう。本書の翻訳には、現代医学の立場から村岡潔（医師）、東洋医学の立場から浅川要（鍼灸師）、漢字や漢文に精通した井垣清明（書道家）、中国に対する該博な知識をもつ池上正治の四人が携わり、三年の歳月をかけて訳出した。

『針灸学』（上海中医学院）
原書名：針灸学
原書編著者：上海中医学院
原書出版元：人民衛生出版社
原書発行年月：一九七四年七月
邦訳者：浅川要（鍼灸師・東京中医鍼灸センター院長）、井垣清明（書道家）、池上正治（日本翻訳家協会理事）、村岡潔（医師・佛教大学教員）
邦訳出版元：刊々堂
邦訳発行日：一九七七年六月二十日
経穴記載内容：位置、解剖、効能、主治、文献摘録、配穴、操作方法、分類、備考
記載例（足三里）：
位置　外膝眼の下三寸で、脛骨外側より約一横指。（解剖）前脛骨筋と長指伸筋との間。前頸骨動・静脈がある。外側腓腹皮神経、伏在神経の皮枝が分布し、深層には深腓骨神経が通っている。

効能　理脾胃《ひいをととのえる》、調気血、補虚弱《きょじゃくをおぎなう》

主治　急性・慢性胃炎、潰瘍性疾患、急性・慢性腸炎、急性膵炎、小児消化不良などの消化器系疾患、片麻痺、ショック、虚弱体質、貧血、高血圧、アレルギー性疾患、黄疸、癲癇、喘息、泌尿器・生殖器疾患、神経衰弱など。

文献摘録　腹痛、腹脹、嘔吐、便秘または下痢。運動麻痺、癲癇、乳癰、四肢のむくみ、小便不利、下腹部の膨満、遺尿など。

配穴　膵炎には下巨虚・陽陵泉・内関を加える。急性腸狭窄、腸閉塞には合谷・内関・中脘・天枢・大腸兪・次髎などを加える。消化不良には合谷・天枢・関元を加える。

操作方法

針法：（一）直刺――やや脛骨に向け、一～二寸刺入する。ひびき――麻電感が足背に拡がる。

（二）斜刺――下に向けて二～三寸刺入。ひびき――酸脹感が下に向って足背に伝わる。また、上に向って膝まで拡がることもある。

灸法：灸五～十五壮。温灸では十～三十分間。

分類　足の陽明経の合穴

備考　歩行障害には中封・太衝を加える（『玉龍歌』）。積気には不容を加える（『針灸資生経』）。

備考：

①一九六二年の『針灸学』（上海中医学院篇）が底本。

②本書の邦訳が出版されたことで、ほぼ現代中医鍼灸の全貌が日本に伝わった。

③経絡篇を設け、経絡について体系的かつ全般的に明らかにしている。

④後に土屋書店で復刻。

五．『針灸学』（基礎篇、経穴篇、臨床篇）

後藤学園と天津中医学院の共同執筆による『針灸学』（基礎篇、経穴篇、臨床篇の三部作）は、刊々堂刊『針灸学』から二十年ほど経った一九九〇年代に出版されたもので、北京中医学院の留学から帰国した兵頭明氏が中心となって編纂された。現代中医鍼灸学のほぼ完成された形にまとまっており、日本の各鍼灸学校のサブテキストに十分、対応する内容である。

特に経穴篇の経穴説明は他書には見られない詳細さがある。たとえば「作用機序」では、医学古典の諸々の記載をベースに、その経穴の作用機序を説明している。

最初の系統的な中医教材である一九五〇年代の『中医学概論』（邦訳は『中国漢方医学概論』）と比較してみると、いくつか変化しているところが目に付く。たとえば、「肝は疏泄を主る」「脳は精神思惟を主る」などは、『中医学概論』にはなかった概念で、その出典根拠も『黄帝内経』などよりはるか後世のものである。

『針灸学』三部作（日中共同編集）

書籍名：針灸学［基礎篇］、針灸学［経穴篇］、針灸学［臨床篇］

編著者：天津中医学院＋学校法人後藤学園

出版元：東洋学術出版社

初版発行日：一九九一年五月一日（基礎篇）

監訳者：兵頭明（鍼灸師・東京衛生学園専門学校中医学研究所所長）

訳者：後藤学園中医学研究室

経穴記載内容：出典、由来、要穴、定位、取穴法、主治、作用機序、刺灸法、配穴例、局所解剖記載例（足三里）：

足三里穴に関して「出典」、「命名の由来」、「作用機序」、「配穴例」などを含め、膨大な内容を記している。特に「配穴例」では、その事例が書かれてある書籍名を明らかにしている。他の経穴も同様である。同書参照のこと。

備考：

①本書は天津中医学院と学校法人後藤学園の共同執筆のため、原書はない。

②ほぼ完成された現代中医鍼灸学書。

③「肝は疏泄を主る」「脳は精神思惟を主る」といった明清時代の学説が取り入れられ、最初の系統的中医教材の『中医学概論』とは大分、異なる部分をもつ。

さらに、書籍ではないが、現代中医鍼灸の日本導入に大きく関わったのは、一九八〇年創刊の季刊雑誌『中医臨床』である。一九七〇年代末から一九八〇年代初頭にかけて、中国では『中医雑誌』『中国針灸』『上海針灸雑誌』などさまざまな中医学の雑誌が創刊、復刊した。当初、その翻訳記事を日本に紹介することに重きを置いた『中医臨床』は、その後、次第に日本における中医学の臨床経験なども紹介する中医派の中心的メディアに発展し、二〇一六年現在でも休刊することなく、発行されている。

以上、かいつまんで現代中医鍼灸導入の状況を述べてきたが、私自身も翻訳や鍼灸学校の授業、臨床報告などで、この四十年間、現代中医鍼灸の導入に関わってきた。はっきりとはいえないが、現代中医鍼灸はそのときどきの中国の政治状況に大きく左右されてきたのではないかという感じがする。『中医臨床』通巻一〇一号・一〇二号の「温故知新」に掲載された魏稼氏の自伝『私の歩んだ針灸の道』には、一九五〇年代当時、「西洋医学を重んじて中医学を軽んじる」中国の大都市がもつ風潮があり、さらに中医学のなかでも、鍼灸は「雕虫小技」（取るに足らない技術）とみなされていたことが記されている。こうして見てみると、中華人民共和国成立後の中国で、西洋医学に対抗できる中医学理論が必要であり、さらには、中医学の中心である湯液に肩を並べる必要から中医鍼灸の弁証論治が湯液の弁証を模して、かなり急ごしらえで作られたのではないだろうか。

文革当時は、それとは真逆で、短期間で養成された「はだしの医者」といった誰でもできる鍼灸が求められ、「子午流注」などといった難解な理論にもとづいた伝統的な中医鍼灸はことごとく否定されていった時代といえよう。

一九九〇年代から二〇〇〇年代初頭になると、すべての経穴に「穴性」を付ける「穴性論」ともいうべき考えが台頭してきて、「穴性派」なる潮流が一大勢力になってきたようだが、その後、この流派の動向を私は知らない。

近年では、あまりにも湯液の弁証に偏った鍼灸弁証を見直して、経絡にもとづいて、再度、組み立て直そうとする機運が盛り上がっているようである。

私自身はそのときどきの政治状況に影響されることなく、臓腑・諸器官・諸組織、それらを有機的に結び付ける経絡、さらにはそれらをめぐる気血津液精の変動を、経絡・腧穴を使って治療できる鍼灸の臓腑経絡弁証ができあがることを期待している。

参考までに日本の経絡経穴の教科書を紹介しておく。

【参考】一九七〇年代と現代の日本の経絡経穴教科書

●一九七〇年代：『漢方概論』（経穴編）
編者：全国養成施設協会
著者：森秀太郎
出版元：医歯薬出版株式会社

初版発行日：一九六四年六月二十五日
経穴記載内容：取穴、部位、解剖、主治、備考
記載例（足三里）：
足三里＝あしのさんり（合穴）
取穴　膝を立て脛骨の外廉を擦上して指の止まるところと腓骨小頭を結んだ線の中央に取る。（便法）膝を立て膝蓋骨の上縁を母指と示指で挟み中指端を脛骨の外側に伸しその尽るところに取る。
部位　前下腿部の上方、外膝眼穴の下約二横指、脛骨の外側にある。
解剖
筋肉　前脛骨筋と長指伸筋の筋溝、下層に長母指伸筋がある。
血管　前脛骨動脈がめぐる。
神経　浅腓骨神経（皮フ）、深腓骨神経（筋）が分布する。
　以下下巨虚穴まで同じ。
主治　慢性消化器疾患、蓄膿症、脚気、坐骨神経痛、半身不随、上衝、ノイローゼ、保健（長寿）

備考　三里穴は長寿穴として古来より有名であり、保健のため親しまれてきた。ノイローゼにも特に良い。

備考：

①一九七〇年代当時、日本の鍼灸学校で使っていた経穴教科書。

②森秀太郎氏の治療経験がかなり盛り込まれている。

●現代：『新版　経絡経穴概論』（第二版）

編者：日本理療科教員連盟・公益社団法人東洋療法学校協会・第二次日本経穴委員会（協力）

著者：教科書執筆小委員会

出版元：医道の日本社

初版年月日：二〇〇九年三月三十日

経穴記載内容：部位、取り方、解剖

足三里の場合：

足三里（あしのさんり）ＳＴ36（胃経の合土穴、四総穴、胃の下合穴）

部位　下腿前面、犢鼻と解渓を結ぶ線上、犢鼻の下方三寸。
取り方　犢鼻の下方三寸で腓骨頭の直下と脛骨粗面下端との中間、前脛骨筋中に取る。
解剖　前脛骨筋〈筋枝〉深腓骨神経、《皮枝》外側腓腹皮神経、［血管］前脛骨動脈
備考：
①日本の各鍼灸学校で現在（二〇一六年）使っている経絡経穴教科書
②他書にみられる「主治」「刺鍼法」などがまったくみられない。

下の法

二〇一六年九月十六、十七日の第六回日本中医学会学術総会がなんとか無事に終わり、

会頭としての役目も大過なく果たせたのではと自己肯定的に解釈して、九月下旬から十月にかけて、久しぶりにまったりとした時間を過ごすことができた。

大会に先立って、七月三十一日に藤井正道先生が主宰する関西中医鍼灸研究会の招聘で、大阪で二人の患者さんを使った実技講演を行った。その詳細なレポートは、『中医臨床』一四六号に「鍼灸の弁証論治の実際を公開」と題して掲載されているので、それを見ていただきたいのだが、レポートを書かれた『中医臨床』誌編集長の井ノ上匠氏から、レポート掲載にあたって、二人目の患者さんに対するそのときの私の説明に、若干、矛盾があるのではとメールで質問を受けた。

私は四診を広く使って、その人の身体情報を集めようとする。この実技講演の際は、治療のデモンストレーションであったため、その一つひとつの診察場面で、この診察から得られる身体情報は××と説明しながら、話を進めた（実際の治療では、数秒から数分で済ませてしまうものである）。

東京中医鍼灸センターで使用している「中医鍼灸カルテ」にもとづいて、まず詳細な問診を行い、次に両膝から下を触ってみた。主に足先の寒熱感やむくみ、足第一趾の指腹と爪甲の状態、太渓穴から三陰交穴、陰陵泉穴附近までの下腿内側、胃経に沿った下腿の脛の部分などを触ってみる（切経）。

たとえば、足第一趾の指腹と爪甲の状態からは、肝と脾の状態がある程度把握できるし、太渓・復溜穴附近では腎精・腎気の状態がわかり、三陰交穴附近の硬結・圧痛では胞宮の病変を知ることができる。さらに脛骨粗面では足のむくみ、下腿の胃経のライン上には、胃・大腸・小腸の変化が現れてくる。前述のごとく実際の治療では、さっと触るだけで次の診察に移ってしまうが、講演会ではその患者さんの足を触って得られる情報を具体的に説明した。

「内踝周辺や下腿の胃経のライン上には問題は感じないが、足第一趾の指腹と爪甲の状態から、指腹にあまり弾力がないので脾気虚がうかがえるが、爪が指腹を厚く覆っているような肝実脾虚にはなっていない」といった形である。

このように、講演会では患者さんに行った四診の一々に説明を加えた。

望診の顔面診断では、顔色が白っぽく、水気が全体に広がっている状態であったが、五臓を表す顔面の各部に特別な変化はみられなかった。また舌診は淡紅舌・黄白苔・胖大で、湿の停滞はあるものの、淡紅舌から気血の流量と流れ方に異常がなく、脾胃の働きに問題は感じられなかった。脈診では、やや沈・やや数・実・やや細（二層脈）で、滑脈、右脈は強く、左脈の肝腎は一層脈しかでなかった。

これらのことから、脾気虚が病症の本質部分とは考えづらく、腎虚で水湿が全身に停滞しているようであった。

しかし、脈状では正気の不足がなく、六部定位の左関上、左尺中の虚も年齢的なものを考えれば、相応の肝腎虚であって、水湿は停滞していても、あえて鍼灸治療を必要とはしないのではないかと、講演会では結論づけた。

この結論に対し、井ノ上氏が私の発言の矛盾点を指摘し、「（標治としての）痰の治療も必要ないという理解でよろしいでしょうか？」と質問された。

そのメールに対して私は、下記のごとく、返答した。

「短い時間の制約のなかで、どうも私の考えがうまく、みんなに伝わらなかったようです。あのときに言いたかったことは下記のとおりです。

鍼灸や湯液は下の法に属す治療で、それらのものを必要とする病的な状態、もしくは症状があるときに用いるものです。この人の場合、腎虚水泛があり、足第一趾の指腹から、脾気虚も感じるのですが、体を傷つける鍼灸という治療手段を必要とするほどの病的状態とは考えられません。それよりか、日常的な所作や飲食に気をつけるほうが大事だと思います。繰り返しになりますが、この人に無病の相といったのは、鍼灸という治療手段を用いる必要はないということです。だれでも、年を重ねれば体の変動が起こってきます。まったく変動のない太古の聖人のような無病の相などあり得ないのです。さらにこの人の腎虚は年齢的なものを加味しなければなりません。若者で腎虚であれば問題ですが、六十歳を越える人はそれなりに肝気や腎気は減ってくるものです。肝腎が減ってくるのは、老年期の準備が行われる証拠のようなものです。むしろ、この年代で、肝腎が旺盛といった状態は太過であり、順逆では逆になります。ということで、この人は無病の相と診断しました。このへんの真意をレポートに活かしてください。よろしくお願いします」

要するに、この人は、鍼灸療法を受けるほどの治療の必要性はないということである。鍼灸治療院に来られる方は、なんらかの苦痛（症状）をもってくるのであって、そうした場合は、その症状を起こしている病変部位に対する標治法と、症状の根本的原因に対する本治法が取られるが、求められているものは、その苦痛をいかに取り除くかであって、それを無視した本治は、私には考えられない。

さて、大阪講演の時にモデルになられた方は、長年にわたって左眼辺りの痛み・歯茎の腫痛・腰痛（三十年来）・顔面痛・頸肩関節痛・こむら返りなどさまざまな症状があり、ちょっと見には、鍼灸治療が必要に思えるのだが、これらの症状はいずれも慢性化したものであり、その一つひとつを追ってもあまり意味がないのではないだろうか。確かにそれらの症状のどれかが強まったときには、「急なれば標」の形で鍼灸治療の対象になるが、講演時には、いずれも落ち着いており、鍼灸治療を長く続けるほどの病態は考えにくいのである。訴えているさまざまな症状が腎虚水泛によるものと考えるならば、なるべく腎気を減らさず、後天の本によって腎気を保養する毎日の所作のほうが大事なのである。

要するにこの人の場合、無理なスケジュールを立てないとか、暴飲暴食を避け、体を冷やさない、十分な睡眠をとる、よく体を動かすなど、きわめてありふれた日常こそが最大の補腎治療なのである。

湯液には、三薬とか三品の考えがあるという。最初にこうした考えを示したのは『神農本草経』で、薬物三六五種を上薬・中薬・下薬に分け、多量を用いても長く服用しても人体を傷つけない薬物一二〇種を上薬（上品）、毒性がないか、もしくは毒性があまり強くなく補虚の病症の治療に用いる薬物一二〇種を中薬（中品）、毒性があるか、もしくは峻烈な薬性で長期の服用ができず、寒熱の邪気を取り除いたり、積聚を壊すのに用いる薬物一二五種を下薬（下品）に分類している。

食事に気をつけ、十分な睡眠をとり、頭と体を休めるリラックスタイムを設け、さらには、その人に見合った日々の健康法（たとえば適度のスポーツや太極拳、さまざまな呼吸法、瞑想法など、それはなんでもいいのだが）が行われるならば、それが上法である。そうした上法では、修復できないような体のダメージが起こり、さまざまな他力を必要とする際、その選択枝の一つとして、鍼灸療法もあり、その治療を一定期間施すことによって、また自力で体を調えていくことが可能になれば、鍼灸治療はその目的を果たしたことになるのである。

したがって、もし外治法の鍼灸療法を上下法で分類するならば、鍼灸はどちらかというと下の法であり、さらに補虚瀉実の面からみれば、瀉実に適した治療法といえるのではないだろうか。

経絡の流れを学ぼう

今年（二〇一七年）一月号の『医道の日本』「新年の挨拶」で、私は「せめて、『黄帝内経』だけでも経絡の流注と病候をすべて集め、十二経脈、奇経八脈の各項目別にそれらを分類し、それらを統合することで、経絡流注と病候の全体像を知りたいものである」と述べた。

ところで、日本の鍼灸学校が現在使用している経絡・経穴の教科書『新編　経絡経穴概論』では、経穴について、結構細かくその部位の筋肉や神経、血管などを図解入りで説明しているが、その経穴がどのような病症に効果があり、どうすれば、その効果を引き出すことができるのかについては、なにも記載されていない。これはなにか道具や機械があり、それがなにに使うものか、どのように使うのか、その説明がないのと同じことではないだろうか。

これまで何回かにわたって改訂されてきた鍼灸学校の教科書『経絡経穴概論』については、すでに過去二回、『中医臨床』誌上で問題提起してきた。

一回目は『中医臨床』二〇〇六年十二月号（通巻一〇七号）の「私の臨床に影響を与えた一冊」*1）で、「……鍼灸師が針という道具を使って、どれほどの深さにそれを刺せばいいのか、このあたりまえのことが、なぜか日本の教科書では省かれているのである。これでどうして鍼灸の臨床ができるのであろうか？……」との疑問を述べた。これは経穴に対しどのような鍼灸を施せばよいのかという、道具の使い方に対する懸念である。

さらに「鍼灸学校の『経穴学』教科書」*2）と題した『中医臨床』二〇一〇年三月号（通巻一二〇号）の「近況雑感」では、自分が習った四十年前の経絡経穴学の教科書『漢方概論（経穴篇）』をもち出し、同書では各経穴に「主治」と「備考」が掲載されていたが、その後の教科書ではなくなってしまったことを問題視し、「主治」がいつからなくなってしまったのか。なぜ、なくなってしまったのかを調べて明らかにした。

日本の経絡経穴の教科書から「主治がなぜ削除されたのか」について、その理由をはっきり述べたのは、一九八五年四月に第一版一刷が発行された東洋療法学校協会編『経穴概論』である。そのときの説明は、「主治症は各家によって書かれているが、代表的なものも定めにくく、膨大な量になるので記述しない。教員諸先生の講義で学習してほしい」というものであった。これは、『経絡経穴概論』が教科書の役割を放棄したに等しいものである。

その後、鍼灸学校の経絡経穴の教科書は、何回も改訂されたが、一九九二年の東洋療法学校協会編『経絡経穴概論』の「序」で「……以上、大きな改正点を記載した。なお主治については今回も記載しなかった」と述べただけで、以降の教科書は各経穴に主治があることすら、まったく触れることがなくなってしまった。

前述の「鍼灸学校の『経穴学』教科書」*[2]）のなかでは、「『主治』は経穴の正確な取穴法とともに鍼灸師が知っておくべき基本ではないだろうか？　したがって編纂委員会で統一的見解が出せなければ、せめて参考資料の形で『医心方』か『銅人腧穴鍼灸図経』あたりの「主治」を「備考」に記載してもいいのではないだろうか？　今回の教科書の編纂に携わり、また第二次日本経穴委員会委員長でもある形井秀一先生はこのへんのことについて、どうお考えなのか、是非、この誌面において、お話いただきたいと切に願っている」と結んだ。この件に関し、形井先生からは、残念ながら、その後、公私いずれにしろ回答をいただけなかった。

実は、経穴に主治が表記されていないことによって、もう一点、問題点が浮き彫りにされてくる。

『新編　経絡経穴概論』と題した現行の教科書は、かつての教科書の書名である『漢方概論（経穴篇）』や『経穴概論』とは趣を異にする。本の書名がその内容を表すものとするならば、以前の教科書は、経穴の教科書であり、そこにおける主治や鍼灸手技の記載の欠如は、その経穴記載内容が不十分であることを示しているだけだが、『経絡経穴概論』と表題を打ったならば、経絡と経穴の関係性を明らかにしなければならず、まさにそれをつなぐものが各経穴の「主治」にほかならない。

要するに、教科書の各経穴に「主治」が提示されていないことは、単にその経穴がどのような病症に効果があるかがわからないだけでなく、十四経の各経脈ごとにその冒頭に書かれている経脈の流注との関連性がほとんど希薄なものになってしまい、経絡流注の表記は単なる添えものか飾りものに過ぎなくなってしまうのである。

さらに、教科書の「経絡の流注」で扱っているのは本経のみであり、経別（別行する正経）や絡脈はそのなかに含まれていない。

経絡は、「内は府蔵に属し、外は肢節に絡う」（『霊枢』海論）とあるように、臓腑をはじめ、人体のあらゆる組織・器官を有機的に結び付けているネットワークである。それは「気血」と呼ばれる「陽気」と「陰液」を全身にくまなく運び、生体の異常を反映し、侵入した病邪や鍼灸の刺激などを伝導する作用をもつ。したがって、経穴におけるさまざまな異常感覚や形態の変化（硬結や陥没、発赤など）は、その部分とはまったくかけ離れた組織・器官の病変を表していることがあり、同時に、その経穴へのなんらかの物理的刺激が、経絡を通じて、その病症に治療効果をもたらすことができるのである。それが各経穴の主治であり、四肢末端に存在する多くの経穴は「経脈の過ぎるところは主治の及ぶところ」[*3]とされる経絡の特徴にもとづくものなのである。

したがって、経絡経穴の教科書が東洋医学の立場に立脚し、経絡の流注にもとづいて経穴を考えているとするならば、少なくとも経脈・絡脈・経別を取り込んだ総合的な経脈の流注を提示しなければならないはずである。

具体例として、五官（目・鼻・耳・舌・口）の「目」でそれを示してみよう[*4]。

目は五官の一つであり、足の三陽経は眼瞼部が起点穴であり、また手の三陽経もその循行において、目と関係をもっている。したがって、六陽経のいずれの経脈も目外障（眼瞼や眼球表面の病症）に一定の治療作用をもつ。「主治」とはそのなかで、その病症に一番効果のある経穴に記載されているものと考えることができる。たとえば、小腸経の少沢穴「目生膚翳覆瞳子」、三焦経の関衝穴「目生翳膜」、膀胱経の至陰穴「目生翳」、胆経の侠渓穴「目外眦赤眩」などである。

さらに目は、目系（脈絡）を通じて脳（髄海）とつながっている。目が物を見ることができるのは、髄海が旺盛であるだけでなく、肝経の本経、心経の支脈や絡脈、胃経の経別（別行する正経）を通じ、肝血・心血・胃気を目系に供給しているからにほかならない。したがって、髄海が不足するだけでなく、胃気・心血・肝血のいずれかが不足したり、あるいは目系に入ってくる胃経・心経・肝経の経気が途中で阻滞すると、目はかすんでよく見えなくなったり、目内障（白内障・緑内障・種々の網膜疾患など）が起こってくるのだ。逆にいえば、これらの経脈の経穴のいずれかに、目のかすみや目内障を主治できる経穴が存在するということを意味している。

たとえば、胃経の足三里穴「目不明」、心経の少海穴「目眩発狂」、肝経の曲泉穴「実則身熱目眩痛、汗不出目䀮䀮」、などは、それらの経穴が目系を介して、目に作用していると考えられるのではないだろうか？

では、学校協会の教科書は、この三経脈をどのように扱っているのであろうか？

「胃経の流注」では、目とのかかわりを示した部分はまったくない。

「心経の流注」では、「心系より分かれた支脈は、上って咽喉をはさみ、目につながる」となっている。これは、『霊枢』経脈篇の「其支者、従心系、上挟咽、繋目系」を訳出した部分であるが、「繋目系」が「目につながる」に変わってしまっているので、正確に訳出されたものとは言い難い[*5]。

「肝経の流注」では、「目系（眼球、視神経）につらなり、……目系から分かれた支脈は、……」となっている。これは『霊枢』経脈篇の「連目系、……其支者、従目系、……」を現代語訳したものである。

なぜ、心経では目系を「目」とし、肝経では「目系」のままにしたのだろうか？　また、目系を眼球と視神経とするのは果して適切なのであろうか？

いずれにしろ、現行の教科書は経穴に主治が表示されていないことで、経脈との関連性がまったく不明である。さらには、経脈の流注も絡脈や経別が含まれていないことで、体系化された形で経絡の流注が示されていない。

今後、経絡・経穴を用いた東洋医学的な鍼灸治療を志そうとする鍼灸学校の学生のために、もう少し体系立った経絡学のカリキュラムとその教科書が必要ではないだろうか？

＊付注

1 拙著『続・針師のお守り』十八頁に収録

2 拙著『続・針師のお守り』六十二頁に収録

3 「経脈の過ぎるところは主治の及ぶところ」というフレーズは　現代中医鍼灸書の循経取穴の説明では、必ずといっていいほどよく用いられているものであるが、「後人将此二者的関係帰納為［経脈所過、主治所及］、……」（黄龍祥著『中国針灸学術史大綱』）や、「針灸医書中常有［経脈所過、主治所及］的論述……」（上海中医学院編著『針灸学』）という形で、いずれの書もその出典を明らかにしていないので、不明である。おそらくなんらかの鍼灸歌賦ではないだろうか？

4 本編で示される主治はすべて宋代仁宗の勅命で王惟一が一〇二七年に著した『銅人腧穴鍼灸図経』からの引用である。

5 『霊枢』経脈篇の「目系」に対し、『鍼灸甲乙経』などは「目系」のままであるが、『十四経発揮』（元代・滑寿著）は「目」とする。日本の教科書は同書にもとづいているのであろう。

足の陽明胃経はどこで終わるのか

ここ一年余り、『古典から学ぶ経絡の流れ』の執筆に多くの時間を費やしてきた。同書はようやく今年三月に脱稿し、現在、校正段階にあるので、もうしばらくすると上梓される運びになるであろう（二〇一七年八月、東洋学術出版社より刊行）。

前回の「近況雑感」で触れたように、鍼灸学校の現行教科書『新版　経絡経穴概論』（日本理療科教員連盟・公益社団法人東洋療法学校協会編、教科書執筆小委員会著、医道の日本社刊）は、経絡の扱いがほとんど飾り物の域を出ておらず、これでは鍼灸学校の学生が経絡や経穴にもとづく東洋医学的鍼灸治療を目指そうとしても、到底覚束ないことは明らかである。勢い、なんらかの経絡経穴書を求めざるを得ないのだが、経穴書は一般向けのツボ療法から経穴主治を集めたものまで数多くあっても、経絡の流れを『霊枢』などを踏まえて体系的に明らかにしたサブテキストの類は、日本ではほとんど皆無である。そこで、『新版　経絡経穴概論』の補助教材として、学生が経絡書の古典に触れながら、経絡流注を体系的に理解できる手助け的な小冊子を作ろうと思い立ったわけである。

だが、いざ実際に取りかかってみると、意外に自分自身が知らなかったことも多く、本書にかかわったことは、なによりも自分にとって経絡流注を古典からきちんと学ぶよい機会にもなった。

その執筆過程で、さまざまな問題が浮かび上がってきた。今回の「近況雑感」は、そうした問題の一つである「足の陽明胃経の流注において、その末端はどのように終わっているのだろうか?」についてである。いささか些末なことをあたかも針小棒大に騒ぎ立てているように思われる方もいるかも知れないが、事の発端が鍼灸学校の経絡経穴の教科書からということで、ご辛抱願いたい。

なぜこの問題を提起したのかというと、『新版　経絡経穴概論』の足の陽明胃経のくだりが、「本経は……下腿前面を下って、足背から足の第二指外側端で終わる。膝下三寸から分かれた支脈は、下腿前面を下り、足の第三指外側端に出る」となっていたからである。これは、以前に各鍼灸学校で使用していた『経絡経穴概論』(一九九二年三月第一版第一刷発行）の「その支なるものは、下腿前外側を下り足の第二指外端に終わる。その支なるものは、足三里穴の下方で別れ、下腿前外側を下り先の本経に合する」とは明らかに異なる。

ちなみに、私の鍼灸学校時代（一九七二〜一九七五年）の教科書『漢方概論（経穴篇）』（全国養成施設協会編、医歯薬出版刊）のそのくだりは、「さらに下腿前外側を下って、足の第二指に終る。下腿三里穴付近より支別が出て足の第三指に行く」である。

『霊枢』経脈篇のその部分の記載は、「其支者・……・下足跗・入中指内間・其支者・下廉三寸而別・下入中指外間」である。『霊枢』だけに依拠すれば、胃経は中指の内間と外間に入るのである。中指は足第三趾であり、内間とは足第二趾との接合部、外間とは足第四趾との接合部である。私もその日本語翻訳にかかわった『針灸学』（上海中医学院編、人民衛生出版社刊、邦訳は刊々堂）では、「別の支脈が、……足背へ行き、第三趾の内側縫に進む。上述の支脈はまた、膝の下三寸の部位から一本の傍支脈が別かれ出て、下に向かい第三趾の外側指縫に達する」となっており、『霊枢』経脈篇のそれを忠実に踏まえたものであることが理解できる。また、『中国針灸学』（程莘農主編、人民衛生出版社刊）では、「胃下口部の支脈：……下り足跗を経て、足の第二指の外側端（厲兌・胃45）に進入する。脛部の支脈：膝下三寸（足三里・胃36）の所から分かれ出て、足の第三指外側に進入する」である。この記載の特徴は、胃経の支脈のうち、第二趾の外側に進むものは、その趾端まで進み、第三趾の外側に入ってくる支脈は外側で止めていることである。

現在、日本の一部の鍼灸学校で教科書に用いられている中医鍼灸学の標準的書『針灸学』基礎篇・経穴篇・臨床篇三部作（天津中医学院＋学校法人後藤学園編、東洋学術出版社刊）の一つ『針灸学［経穴篇］』では、『霊枢』経脈篇の原文を書き下し文で掲げ、その「語釈」として、「その内行する支脈は、……下り足背部に至り、足の第二指の外側端に入る。その分支は膝下三寸（足三里）から分かれ出て、下に向かい足の中指の外側に入る」としている。これは、前述『中国針灸学』とほぼ同様の内容である。

胃経の「中指内間」に入る一支がなぜ、その趾端まで進むのかの答えは、『霊枢』本輪篇にある。同篇には十二経の五輪穴（五行穴）が記されているが、その胃経の冒頭部分は「胃出于厲兌．厲兌者．足大指内．次指之端也．爲井金．溜于内庭．内庭．次指外間也．爲滎．……」である。

要するに、胃経の井金穴である厲兌穴の位置から勘案すると、胃経の一支は足第二趾の外側端で終わっているのである。

而るに、もう一支の終止点はどこなのかは、その手掛かりとなる経穴が存在しないので不明である。この部分は『霊枢』経脈篇の「中指外間」（足第三趾と足第四趾の接合部）をそのままにしておかなければならないであろう。したがって、『中国針灸学』や『針灸学（経穴篇）』の記載が一番、妥当性を有すると思われる。

翻って、日本の「経絡派」はこの部分をどのように扱っているのだろうか。ここでは、本間祥白著『圖解　鍼灸實用経穴学』（医道の日本社刊）、岡部素道著『鍼灸経絡治療』（績文堂刊）、経絡治療学会編纂『日本鍼灸医学　経絡治療・基礎篇』から引用してみよう。

『圖解　鍼灸實用経穴学』の記載は、「本経は、……足跗に下り足の第二指爪甲根部の外側に終わるのである。更に支脈が二本あって、三里から出て末端に来るものと、足甲の衝陽穴から別れて第一趾と第二趾間の行間穴に至り、第一趾の底から脾経の発端なる隠白穴に行くのである」である。この内容では、中指外間に至る一支がどこから分岐するのかは示しているが、どこで終わるのかは明らかにされていない。『鍼灸経絡治療』には、「その支脈は、……内庭穴に入り、足の大指の次指の爪甲から韮葉の如きにある厲兌穴にいたって終わる。その支別は、膝下三寸より三里穴の外を循り、下って中指の外間に入り、前の内庭穴、厲兌穴に注ぐものと合する」と書かれている。これは、前述『経絡経穴概論』とほぼ同じ内容であり、これらの書の拠り所となったのは、『十四経発揮』（元代・滑寿）の「此支自膝下三寸、循三里穴之外、別行而下、入中指外間、與前之内庭厲兌合也」にほかならない。『日本鍼灸医学　経絡治療・基礎篇』は「その支は……足跗（解谿、衝陽）に下り、中指の内間（陥谷、内庭、厲兌）に入る。その支は下廉三寸（三里）にて別れて（豊隆）下り、中指の外間に入る」となっている。「中指の外間」は『霊枢』そのままに置かれていることが明らかである。

こうして見てみると、『十四経発揮』に依拠した一部の経絡書を除き、多くの経絡書は、膝下三寸の足三里穴から分かれ出た支脈が足の第三趾と第四趾の接合部まで到達していることは明らかにしているが、そこでこの胃経の支は終わるのか、もしくはその先も進むのかは、示していない。

而るに、『新版　経絡経穴概論』は「膝下三寸から分かれた支脈は、下腿前面を下り、足の第三指外側端に出る」となっている。第三趾外側の「端」がなぜ付け加えれているのか？　これは新説ともいうべきものである。教科書の作成にあたっては、さまざまな経絡書を参照したに相違なく、そのうえでかつての教科書『漢方概論（経穴篇）』や『経絡経穴概論』を「足の第三指外側端」に書き換えたことは、それなりの意味があるはずである。教科書に携わった関係者がその辺りの見解を、その根拠も含めてぜひ、この『中医臨床』の誌面にお寄せくださることを願っている。

『針灸配穴』

二〇一七年六月号の『医道の日本』に、「丹塾主催鍼灸師育成シンポジウム2017開催」と題したレポートが掲載されていた。それによると、このシンポは明治国際医療大学名誉教授、丹澤章八先生の米寿を記念して開かれたものだそうである。

私自身は丹澤章八先生と直接親しいわけではないが、これまでに一度だけ仕事上で接点があった。といっても今から四十年も前のことである。当時、丹澤先生は、神奈川県総合リハビリテーション・センター七沢病院の東洋医学科部長をされておられたのだが、神奈川県の派遣で一九七六年四月から「上海中医学院」に三カ月間、短期研修に行かれた。その際、手に入れられたのが、『針灸配穴』（天津市中医医院編、天津人民出版社刊）である。

人を介して同書の翻訳話が私のところに持ち込まれた。その頃、私は『針灸学』（上海中医学院編）翻訳の真っ最中だったので、『針灸配穴』も平行して翻訳できるのではと考え、お引き受けした。

『針灸配穴』は、「前書」（前書き）によると、石学敏現中国針灸学会副会長（当時）の指導のもと、天津中医医院の劉天成医師が執筆したものである。本書の発行当時（一九七三年十一月第一版第一刷）は文革時代であり、私が手にした当時の中医針灸書や中医書の多くは表紙を開けた二頁目に「毛主席語録」を掲げていた。また、「編写説明」などはあっても「前言」や「序言」を欠くものが多く、まして「前言」の末尾に記された「何年何月　××」の××は「上海中医学院」といった機関名であって、個人名が入ることは皆無に等しかった。要するに、どの書も執筆者個人が特定されていないのだ。ところが本書では「毛主席語録」を省き、また「前言」の末尾は確かに「天津市中医医院」という機関名であるが、その文中では「劉天成医生」という個人の医師が執筆したことが明らかにされている、当時としては稀有な部類の書であった。

本書はB六版、一七〇頁の小冊子である。その内容構成は、「第一章　経絡と穴位の主治作用」「第二章『少にして精』の配穴法」「第三章　針灸歌賦における弁証取穴」「第四章　針灸配穴」からなるが、本書の中核を成す「第三章　針灸歌賦における弁証取穴」と「第四章　針灸配穴」は、配穴が書かれてあるだけで、配穴説明をまったく欠いていた。

具体的に示すと、第三章では『標幽賦』『玉龍賦』など十一種類の鍼灸歌賦が出てくるのだが、記されているのは、いずれもその歌賦で歌われた病症と配穴だけである。たとえば「八、長桑君天星秘訣歌弁証取穴摘要」のところでは、「歯痛頭痛…二間、足三里」「面腫…合谷、内庭」「耳鳴腰痛——地五会、耳門、足三里」などと書かれてある。しかし、実際にこの歌賦に当たってみると、「耳鳴腰痛」箇所の歌賦原文は、「耳鳴腰痛先五会、次鍼耳門三里内」である。要するに、この歌賦では、各種の病症に対する配穴が書かれてあるだけでなく、刺鍼の順番も併せて明らかにされているのだ。そこで、上述の「八、長桑君天星秘訣歌弁証取穴摘要」では、タイトルの下に「［訳注］この歌賦で並べてあるツボのうち、先に書いてあるツボは最初に刺鍼するツボであり、後に書いてあるツボは次に刺鍼するツボである」と付した。

このように、全歌賦の病症と選穴がすべて「頭風頭痛——申脈、金門」（『標幽賦』出）といった具合に傘骨的に示されている第三章に関しては、一見してなんらかの注釈の必要性を感じた。『針灸配穴』第三章の冒頭部分において、同書は『針灸歌賦選解』を底本にして疾病分類したことが書かれてあったので、第三章に関しては、訳者としても『針灸歌賦選解』を求めて、その本にもとづけば病症や配穴理由などに対する簡単な注釈を施すことができるのではと考えた。

ここで、『針灸歌賦選解』のことに少し触れておこう。『針灸配穴』に『針灸歌賦選解』の書名が見られたので、さっそく神田周辺の中国書籍を扱っている書店を巡り、同書を入手したのだが、私が手にしたのは、一九六八年四月と記された香港の中国医薬出版社のものであった。当時は文革のせいで、文革以前に出版されていた多くの書籍が中国国内で出せなくなり、香港で刷られていた。同書はもともとは、一九五九年に人民衛生出版社が刊行したもので、陳璧琉・鄭卓人両氏の共著である。この両者の名前は『霊枢経白話解』の編著者としてそれ以前から知っていた。

『針灸歌賦選解』では各種の歌賦に示された病症とそれに用いる一～二穴の経穴に対し、病症説明の後、なぜこの経穴を用いるのか、この経穴を選穴した場合の病症は、どのような病因病機にもとづくものなのか等々、歌賦を掘り下げて解説していた。『針灸歌賦選解』自体が、ぜひ邦訳すべき良書であると考え、再三再四、東洋学術出版社に翻訳すべき書として名前をあげてきたが、残念ながら今日に至るまで実現をみていない。

さて、話を『針灸配穴』に戻そう。「第三章　針灸歌賦における弁証取穴」では、『針灸歌賦選解』にもとづいて、一つずつの病症配穴にごく簡単な注釈をそれぞれ施し、「第四章第三節　歴代の針灸治験方」では、「※訳注＝第三節は歴代の処方なので、証候名などは原文のままに記し、その内容がわかる程度の極く簡単な訳注を各項目ごとにまとめて記した」とその冒頭で但し書きをして、「内景」と「外形」の各項目の末尾に訳注を付した。

これに対し、「第四章第一節　症状に対する対症配穴」「第四章第二節　よくみられる疾患の針灸配穴」は、各種の症状や現代医学の疾患に対する配穴であり、数多くの症状や疾患に対し、複数の配穴が記されていた。しかし、その配穴は、まったくアトランダムに並んでいるのだ。たとえば「19・鼻出血　①風池　②上星、大椎　③天府、迎香、合谷　④

内庭、合谷 ⑤手三里（灸）、天柱 ⑥人中、迎香、合谷 ⑦少商（瀉血）、百会（灸）⑧内関、太衝」といった類である。このように配穴に番号を振った羅列はなにを意味しているのだろうか。①から始めて、効かなかったら、次の番号の配穴を使うということなのか、それとも弁証によってそれぞれ異なる番号のものを用いるということなのか、はたまた、これは鼻出血に対するさまざまな治験例の配穴報告を集めたものなのか、おまけにそこには灸や瀉血といった治療内容が一部含まれており、これらに対して一切の説明がなされていないので、その真意はまったく不明である。

このため「第四章第一節」「第四章第二節」は、症状や疾患の中国語表記を正確に日本語訳するに留め、なぜそのような配穴をするのかといった配穴説明は、訳者の立場を超えてしまうし、よくわからないので一切加えなかった。

こうして、パンフレットに近い原書から、ある程度分量のある同名の邦訳本が、一九七七年三月に刊々堂出版社から出版された。私自身は、現在でも『針灸配穴』を実際の治療でよく参考にしている。標治法（病変局所と循経穴）としては、とても便利なのである。

話は変わって、昨年来、治療に来られている女性から、主訴とは別に両眼瞼下垂も併せて治療してもらいたいとの訴えがあった。

緩慢に起こる眼瞼下垂は、多くの場合「中気下陥」であり、急性のそれは「風邪の侵襲」が考えられるが、この方の場合はだいぶん以前の事故によるものであった。「外傷損絡」の眼瞼下垂に対しては、標治法で十分である。

そこで、『針灸配穴』に眼瞼下垂に対する配穴を求めた。そこには、前述の鼻出血と同様、「上眼瞼下垂 1．血海。2．陽輔、申脈。3．攢竹、魚腰、糸竹空。4．陥谷(灸)。5．絶骨、申脈」と羅列されていた。

必要に迫られる形で、この配穴を自分なりに検討してみることにした。

「1．血海」が、なぜ眼瞼下垂に効果があるのかはよくわからない。これまで眼瞼下垂に血海穴を使ったことはないし、『銅人腧穴鍼灸図経』など歴代鍼灸書の血海穴の主治はいずれも胞宮疾患が中心である。また、上海中医学院編著『針灸学』(同名の邦訳書は刊々堂刊)や、後藤学園が天津中医学院と共同で執筆した『針灸学［経穴篇］』(東洋学術出版社刊)にも、血海穴の主治に眼瞼下垂は見当たらなかった。さらに脾経の流注は経筋も含めて、舌の付け根までであって、経脈的には眼瞼部までは届いていない。五輪学説では、確かに眼瞼は肉輪であり、脾と関連するとされるが、それが脾経に所属する血海穴の主治と結び付くとは到底思えなかった。ところが、『五百病症針灸弁証論治治験方』(張文進ほか編著、邦訳は『針灸治療大全』名越礼子ほか訳、東洋学術出版社刊）には、外傷による眼瞼下垂に対し、血海・膈兪の両穴を眼瞼部の局所穴と組み合わせることが書いてあるのだ。さらに『常用腧穴臨床発揮』（李世珍著、邦訳は『臨床経穴学』兵頭明訳、東洋学術出版社刊）の「血海」の項を見てみると、血海穴と合谷穴への補法は、気血両虚による眼瞼下垂に対し、気血を補益する作用があることが記されている。こうしてみると、血海穴は、血虚や瘀血による眼瞼下垂に一定の効果があると考えてよいのであろう。しかし、同時に、『針灸臨床弁証論治』（李世珍ほか著、邦訳は『中医鍼灸臨床発揮』兵頭明訳、東洋学術出版社刊）には、眼瞼下垂に対し、多くの紙面を割いて詳細な弁証論治が書かれているが、ここにはいずれの弁証論治にも血海穴は出てこないのは、不思議なことである。したがって、眼瞼下垂に対する「血海穴」の効果とは、いかほどのものであろうか。

「2．陽輔、申脈」の、陽輔穴は胆経、申脈穴は膀胱経である。両経は内外眼角から始まる経脈であり、その経筋は胆経は「支なる者は、目眦に結びて外維と為す」、膀胱経は「その支なる者は、目上網と為す」である。眼瞼を経筋と考えるなら、胆経と膀胱経の眼瞼部の経筋が変動して、眼瞼下垂が発症したと考えても不思議ではない。さらに申脈穴は陽蹻脈の起点穴である。陽蹻脈の終点は目内眥で、ここで陰蹻脈と会す。陰陽両蹻脈は眼瞼の開閉と関連しており、「陽気が盛んであれば、瞋目し、陰気が盛んであれば瞑目する」と記されている。ということは、この両穴の組み合わせは、経脈・経筋・陽蹻脈を通じて、眼瞼部の経筋が変動して起こる病変に一定の効果がありそうである。

「3．攢竹、魚腰、糸竹空」は病変部位の局所穴である。私の実際の治療では、魚腰穴から攢竹穴と糸竹空穴に向けて横刺をするか、攢竹穴から睛明穴（やや内側で鼻寄り）、糸竹空穴から瞳子髎穴、魚腰穴から陽白穴にそれぞれ透刺する方法を採っている。

「4．陥谷（灸）」の陥谷穴は胃経の所属穴である。歴代鍼灸書には陥谷穴の主治の第一に「面目浮腫」をあげている。眼瞼下垂が眼瞼部の浮腫によるものであれば、効果が想定されるが、わざわざ灸法を用いることが記されているのは、なぜなのだろうか。確かに『千金翼方』には、「水腫灸陥谷随年灸」とあるが、他書は、『銅人腧穴鍼灸図経』の「鍼入三分、留七呼、可灸三壮」のように、鍼法でも灸法でもいずれでも可としている。また経筋に着目すると、胃経は「陽明は目下網と為す」であるから、いずれにしても陥谷穴は眼瞼下垂に一定の効果が期待できそうである。

「5．絶骨、申脈」は2．とほぼ同様の考えにもとづくものであろう。

結局、前述の患者に対しては、両眼とも、一寸の中国鍼を魚腰穴から攅竹・糸竹空両穴の方向に向けて横刺する3・と、下肢では、陽輔穴と申脈穴に取穴する2・の方法を採って治療を続けたところ、いくぶんかは目が開くようになってきたということである。

『針灸配穴』が出版された一九七七年当時、日本では、鍼灸の適応疾患は一般的に腰痛など数種類と考えられていたので、本書の内容の豊富さは目を見張るものであった。また日本では一九七〇〜八〇年代、中国の配穴書は皆無であったこともあり、『針灸配穴』は日本の鍼灸師の間で当時、かなり流布した書であった。その後、刊々堂は倒産し、現在では、ネット上でも『針灸配穴』はほとんど見かけなくなってしまった。さまざまな配穴を集めた書として、鍼灸の現場では現在でも当然、必要な一書であるが、残念なことである。

十二経の接続

ここ数年、『古典から学ぶ経絡の流れ』の執筆に没頭してきたが、ようやくこの八月（二〇一七年）に出版することができ、今は、ひと仕事終えてホッとした気分に浸っている。この書のもともとの種本は、東京医療福祉専門学校の課外活動の一つとして立ち上げた「古典講読研究会」で毎月私が配布した資料である。今から四年前にスタートした同会は、月一回のペースで『霊枢』経脈篇の経絡に関する記載を一経脈ずつ、張介賓の『類経』を参照しながら読んでいこうということで、三年間続けられた。十四経の流注だけに的を絞って、それを『霊枢』の原文で学んでいこうというものであったが、一回一時限（一時間三十分）の研究会で一経脈を読み終えるのは、容易なことではなかった。それでもとりあえず十四経脈すべてを一年半かけて読み終え、再び手の太陰肺経から第二クールを開始した。その間、三年生は数回、研究会に参加しただけで卒業し、参加した当初は二年生だった学生も、三年生の後半になると、国家試験対策などで参加しなくなってしまった。継続して学ぶ学生がほとんどいない同会は、学生たちにとってはそこで学ぶ意義をあまり見出せないようで、次第に出席者がほとんどいなくなり、三年続けて十四経を二巡したところで、学校に申し出て終わりにしてもらった。

しかし、配布し続けた資料は、かなりの時間を割いて何年もかけて作成してきたものだったので、このまま埋もれさせるのはもったいないと考え、意を決して東洋学術出版社にそのサンプルを持ち込み、井ノ上編集長に直談判したところ、出版を快諾されたので、今回、『古典から学ぶ経絡の流れ』として日の目を見ることができた。井ノ上編集長には、そのご決断に心から感謝している。

成書化の過程で、私自身、経絡の流注についてさまざまなことを学ぶことができた。『中医臨床』二〇一七年六月号（通巻一四九号）に掲載された「近況雑感　胃経はどこで終わるのか?」も、そうした執筆のなかであれこれ調べたことから、沸き上がった疑問を文章化したものである。

今回の「近況雑感」も、やはり各経脈をまとめる作業のなかで面白いと感じたことで、それが今回のテーマ「各経脈はどのようにつながっているのか?」である。この件については、すでにこれまで歴代の多くの鍼灸家が語ってきたことであり、今さらな感じもするのだが、しばらくお付き合い願いたい。

経脈の循行に関し、『霊枢』逆順肥瘦篇では、「手の三陰は蔵より手に走り、手の三陽は手より頭に走り、足の三陽は頭より足に走り、足の三陰は足より腹に走る」とあり、また『霊枢』営衛生会篇では、これを「陰陽相貫、端無きこと環の如し」と形容している。この経脈に流れているのは、「経脈は血を受けてこれを営す」(『霊枢』経水篇)とあるように血液である。この血液は営気によって作り出されたものであり、血液の中には営気が含まれているので、営血とも呼ばれている。

営血は「営は脈中に在り、衛は脈外に在り」(『霊枢』営衛生会篇)とあるように、全身に網の目のように広がる血脈の中を流れている。そして、その根幹を為し、全身を周流している大動脈ともいうべき営血の流れが、手の太陰肺経から始まり、足の厥陰肝経で終わって、再び肺経から始まる十二経の循環なのである。したがって、これは営血の流れのすべてを表すものではなく、さらには衛気・宗気・原気など営気以外の気の流れもそこには含まれていない。

ちょうど大都市の環状線のように、手の太陰肺経から始まり身体を三巡している十二経には、その接続に一定の法則性がある。なぜ肺経から始まるのかについては、主題から離れるのでここでは触れない。

前述の『霊枢』逆順肥瘦篇の記載にもとづけば、手の三陰経は蔵（胸中）から上肢に向かい、手指末端で終わり、手の三陽経に接続する。手の三陽経は上肢を上行性に進み、頭・顔面部で足の三陽経と接続し、足の三陽経は下肢に向かい、足趾末端で終わり、足の三陰経と接続する。足の三陰経は下肢を上行して、胸部で手三陰経とつながる。そして、これらの経脈の中を、営血は体幹から手の末端、手の末端から頭部顔面、頭部顔面から足の末端、足の末端から体幹の方向に流れている。

ただ、これは体内を三巡して流れる大循環線における営血の方向を示したに過ぎない。たとえば、十二経脈から分かれ出て、本経もしくは表裏経に再び合流する経別（別行する正経）は、四肢から始まり、体幹部を通って頭部顔面に上っていく流れであり、また、手の少陰心経の絡脈の一支は、通里穴のところから心中に向かい、さらには顔面部に上って目系に属していることなど、経別や絡脈も合わせた経脈の流れを踏まえて営血の流れを総体的にとらえるならば、営血は体内を順逆にかかわりなく縦横無尽に流れていると考えるべきである。

①陰経と陽経の接続

さて、本題に入ろう。手足の三陰経は手足の三陽経と手指や足趾の先端で接続するのであるが、手足ともに太陰経と陽明経、少陰経と太陽経、厥陰経と少陽経が接続する。手の場合は手の三陰経が手の三陽経に接続し、足の場合は足の三陽経が足の三陰経に接続する。このうち、太陰経と陽明経、厥陰経と少陽経は、手足とも分支が本経に接続する形になっている。具体的に示すと、手の場合は肺経と心包経の両経は支脈がそれぞれ大腸経と三焦経につながり、足の場合は胃経と胆経の支脈がそれぞれ脾経と肝経につながっている。それに対し、少陰経と太陽経は本経が本経に接続する形になっていて、心経は小指で小腸経とつながり、膀胱経は足の第五趾で腎経と接続している。（巻末の**附表1〜3**および**図**を参照のこと）

『十四経発揮』のなかで、滑寿（元代・字は伯仁）は心経と小腸経の接続のことに触れ、「心は君主の官であり、他蔵に比べて尊いことを示している。したがって、その交経接続は経脈の支や別に依らない」と記している。

経脈の循行①

手太陰 肺経	→	手陽明 大腸経	→	足陽明 胃経	→	足太陰 脾経	→	手少陰 心経	→	手太陽 小腸経
↑										↓
足厥陰 肝経	←	足少陽 胆経	←	手少陽 三焦経	←	手厥陰 心包経	←	足少陰 腎経	←	足太陽 膀胱経

経脈の循行②

手太陰 肺経	→	手陽明 大腸経	→	足陽明 胃経	→	足太陰 脾経	→	手少陰 心経	→	手太陽 小腸経
↑										↓
任脈										足太陽 膀胱経
↑										↓
督脈	←	足厥陰 肝経	←	足少陽 胆経	←	手少陽 三焦経	←	手厥陰 心包経	←	足少陰 腎経

図　経脈の循行

ところで、足における接続においても、膀胱経と腎経の接続は、胃経や胆経が脾経や肝経と接続するのと形を異にしている。すなわち胃経や胆経のように、支脈が出て、脾経や肝経の本経に接続するのではなく、膀胱経の止点近くから腎経は始まるのである。したがって、足の場合も手の少陰と手の太陽の接続と同じように、足の太陽と足の少陰は直接接続している。手の場合、滑寿は心が「君主の官」だから、直接手の太陽経と接続すると説明しているが、足については、「足太陽の脉」は「小趾外側端の至陰穴に至って足少陰と交わる」、「足少陰の脉」は「小趾の端に起こって斜めに足心に趨う」となっているだけで、両経が直接接続していることの理由づけをしていない。となると、心経と小腸経の接続の理由づけに「君主」をもってくるのは公平性を欠く気がするのだが、いかがなものであろうか。

手足の少陰と太陽は他経の接続とは異なり、直接本経同士が接続しているのはなぜか、その真の理由は私にはわからない。ただ、人体において営気・衛気・原気・水穀の気・各臓腑の気、さらには邪気など、あらゆる気を運ぶ物質は血と津液である。すなわち陽である気は必ず陰である営血か津液によって運ばれるのである。したがって、経脈とは、総じていえば気・血・津液・精を運ぶルートであり、具体的には、営血と津液の流れを指している。そして、「心は血を主る」「腎は水を主る」ことから考えると、血と水を管理する心と腎の経脈の他経へのつながりは直接的なものでなければならないのかも知れない。

腎経については、一つおかしなことがある。井穴は『霊枢』九鍼十二原篇には「出づる所を井と為す」とあり、腎経を除く他の十一経はいずれも手指・足趾の末端に井穴が存在する。同様に考えると、腎経は膀胱経の経気を受けて足の第五趾の下に起こるとされるのであるから、その井穴は、足の第五趾の末端付近にあってしかるべきであるが、そこから多少離れた足心（『霊枢』本輸）の湧泉穴が井穴となっている。不思議なことである。

②陰経と陰経の接続

手の三陰経と足の三陰経は、すべて胸部で接続する。脾経は「その支なる者は、復た胃より別れて、膈に上り、心中に注ぐ」、腎経は「その支なる者は、肺より出でて心を絡い、胸中に注ぐ」、肝経は「その支なる者は、復た肝より別れて膈を貫き、上りて肺に注ぐ」と『霊枢』経脈篇に記載されているとおり、足の三陰経からそれぞれ支脈が出て、手の三陰経とつながっている。ところが日本の鍼灸学校の教科書『新編　経絡経穴概論』では、「肝から分かれた支脈は、横隔膜を貫いて肺を通って、中焦に至り、手の太陰肺経とつながる」となっている。こんなことは『霊枢』では一言もいっていないのにである。また、後世、宋代の国定教科書ともいえる『銅人腧穴鍼灸図経』でも、「その支なる者は、復た肝より別れて膈を貫き、上りて肺中に注ぐ」として、「肺」が「肺中」に変わっているだけである。

にもかかわらず、なぜ、日本の鍼灸学校の教科書では、こんなことになっているのだろうか。要するに「手の太陰肺経は中焦に起こる」という、『霊枢』経脈篇の肺経の始まりと符牒を合わせた滑寿著『十四経発揮』の「その支なる者は、復た肝より別れて膈を貫き、上りて肺に注ぐ。此の交経の支は……下行して中焦に至り、中脘の分を挟みて、以て手の太陰に交わる」の影響にほかならない。

この件に関しては、李鼎氏が『中医針灸基礎論叢』（人民衛生出版社、二〇〇九年刊）の「二十八、手の太陰肺経はなぜ『中焦に起こる』のか？」のなかで、楊上善著『太素』注の「中焦は乃ち手太陰が血気を受ける處であって、脈が次に相接する處ではない」を引用して、滑寿の説を正しくないとしているが、私もまったく同感である。

③陽経と陽経の接続

手の陽明経と足の陽明経、手の太陽経と足の太陽経、手の少陽経と足の少陽経は、それぞれ顔面部で接続する。この接続に関して、『十四経発揮』では、「手陽明の脈、……人中の分に相交わり、左脈は右に之き、右脈は左に之き、上りて鼻孔を挟む。禾髎、迎香を循りて終わり、足陽明に交わる」「足陽明は鼻の両旁迎香穴に起こる」「手太陽の脈、……その支なる者、別れて頬を循り、䪼《せつ》に上り、鼻に抵《いた》り、目の内眥《ないし》睛明穴に至り、以て足太陽に交わる」「足太陽は目の内眥睛明穴に起こる」「手少陽の脈、……此の支は、耳の後の翳風穴より耳中に入り、聴宮を過ぎ、耳門、禾髎を歴り、却きて出て目の鋭眥《えいし》に至り、瞳子髎に会い、糸竹空を循り、足少陽に交わる」「足少陽経は目の鋭眥の瞳子髎に起こる」と具体的に述べている。

手の太陽経が内眼角、手の少陽経が外眼角に流注して、足の太陽経・足の少陽経とそれぞれ接続することに関しては、いずれの経脈書も一致しているところであるが、足の陽明経が迎香穴から始まり、手の陽明経と足の陽明経の接続が迎香穴においてなされるとするのは、『十四経発揮』の見解であって、一般的には足の陽明経は「鼻翼の傍らから起こる」とされている。

さて、前々回の「近況雑感」や今回の「近況雑感」を読まれた方は、私が幾分、『十四経発揮』をこき下ろしているのではないかと感じられたかも知れないので、この誌面の最後に『十四経発揮』についての個人的な評価を記しておこう。

『十四経発揮』「自序」では、『『内経』の記載を見てみると、『内経』の時代は服餌の方法は一～二、灸は四～三、その他は鍼刺がおよそ大半であったことが明らかである。鍼の効果は大きいにもかかわらず、いまや、方薬の説がはびこるようになり、鍼道は闇沙汰となって語られることもなくなり、灸法がわずかに残っているだけである。鍼道は廃れ、経絡も明らかでなくなってしまった」(原文：「観『内経』所載服餌之法才一二、為灸者四三、其他則明鍼刺、無慮十八九、鍼之功、其大矣、厥後方薬之説肆行、鍼道遂寝不講、灸法亦僅而獲存、鍼道微而経絡為之不明」)等々と書かれている。要するに、彼が生存した元末明初当時の鍼灸療法、なかんずく経絡学説が衰退の一途を辿っていたのを嘆き、経絡経穴学説の復興をはかろうとしたことが、本書の執筆目的であったことが「自序」から理解できる。そして『十四経発揮』は、それまでの経絡経穴書とは大きく異なる部分が存在する。

宋代を代表する経絡経穴書『銅人腧穴鍼灸図経』では、まず「巻上」で十四経の流注と各経脈の所属穴を記し、「巻中」で、頭部と体幹部を各部位に分け、各部位ごとの経穴説明をし、「巻下」では、四肢における十二経の経穴を各経脈ごとに明らかにしている。一例を肺経の中府穴で見てみよう。「巻上」では、肺経の流注、是動病と所生病、十二経病の治療方針を記した後、「手太陰肺経　左右凡そ二十二穴」として、肺経に所属する十一穴が部位とともに示されている。中府穴の場合、「中府二穴　雲門の下一寸、乳上の三肋間、動脈手に応ずるに在り」とある。「巻中」では、体幹部の「膺腧第四行」のところに分類されており、「中府二穴　肺の募。一名膺中兪、雲門の下一寸、乳上の三肋間、動脈手に応ずるに在り。足太陰の会」とあり、主治症がそれに続き、最後に刺灸法が示されている。こうした部位分類による経穴説明は、『鍼灸甲乙経』以来の伝統的な経絡経穴の記載法といえるだろう。

これに対し、『十四経発揮』では、十四経の各経ごとに最初に経穴を組み合わせた経脈流注図を描き、次に「経穴歌」で所属経穴の個数と名称を示し、経脈を流注する気血の多少と属する臓腑の形態を明らかにした後、所属する経穴を組み込んだ経絡流注説明をしている。経穴を十四経で統率分類して、経脈流注のなかに経穴を排列する同書の形式は、部位によって経穴を分類する『鍼灸甲乙経』以来の経絡経穴書とは、明らかに様相を異にしている。

経穴を一切掲載していない『霊枢』経脈篇の経脈流注に対し、独自の穴を有する奇経八脈中の任督両脈を合わせた十四経脈をもって、全経穴を十四経の各経脈に組み込んだ経脈流注で示し、各経脈間の接続を経穴を用いて具体的に示したことなどは『十四経発揮』の多大な業績であり、後世の経脈書の規範となったことは間違いない。

しかし同時に、彼の『発揮』には彼の個人的見解も存在するので、その一部始終すべてを正しいものとして鵜呑みにするのではなく、その独自の見解の正否については、それぞれの内容をわれわれが一つひとつ吟味して判断しなければならないのではないだろうか。

十二経脈を流れているものは何か

経脈は十二経脈？

経脈を流れている営血について、あれこれ考え始めたきっかけは、前回（一五一号・二〇一七年十二月刊）の近況雑感「経脈の接続」である。そこでは、十二経はどこでどのように接続するのかを問題にしたが、その文中、「全身を周流している大動脈ともいうべき営血の流れが、手の太陰肺経から始まり、足の厥陰肝経で終わって、再び肺経から始まる十二経の循環なのである」と記した。この出所は「営は脈中に在り、衛は脈外に在り」（『霊枢』営衛生会篇）などである。ただし、これは衛気が脈中に存在しないと機械的に考えるものではないようである。たとえば『霊枢』経脈篇の「酒を飲む者は、衛気先ず皮膚に行き、先ず絡脈に充つ」などから考えると、衛気は経脈にも入れることが見て取れるからだ。

営血は脈内に留まり脈内を循り、脈外に出た場合は、「血溢」（『霊枢』百病始生篇など）として、病態と考える。したがって営気が営血とともに脈外に出ることはない。それに対し、津液に入って全身に運ばれる衛気は、その中心は「衛気なる者は、其の悍気の慓疾なるを出だし、而して先んじて四末の分肉・皮膚の間に行き、而して休まざる者なり」（『霊枢』邪客篇）にみられるように主に肌表にあって作用しているが、同時に経脈の内外や臓腑を自由に行き来できる気でもあるとみるべきである。

さて、前回の「近況雑感」で、十二経脈は陰陽の表裏経や同名経などが四肢末端・顔面部・胸部でそれぞれ接続していると述べたが、もう少し厳密に『内経』を見てみると、『霊枢』経脈篇では接続について語っておらず、また、『霊枢』逆順肥瘦篇でも、「手の三陰は、蔵より手に走り、手の三陽は、手より頭に走り、足の三陽は頭より足に走り、足の三陰は足より腹に走る」として、十二経の流注方向を示したにすぎず、十二経の接続について述べたものではない。

経脈がお互いにつながり、全身を循環していると述べているのは、『素問』挙痛論*1、『霊枢』営気篇*2、『霊枢』営衛生会篇*3、『霊枢』衛気篇*4、『霊枢』動輸篇*5などの諸篇である。特に『霊枢』営気篇では、「気（営気）は太陰より出で、手の陽明に注ぎ、上行して足の陽明に注ぎ、下行して跗上に至り、大指の間に注ぎ、太陰と合す。上行して髀に抵たり、脾より心中に注ぎ、手の少陰を循り、……」といった形で肺経から始まり肝経に終わって、また肺経に接続する十二経の接続と循環を具体的に示している。

ところで、私が鍼灸学校に通っていた頃（一九七二〜一九七五年）教壇に立たれていた故・藤木俊郎先生は、授業において、「『素問』『霊枢』を読破した結果、××別論とある章篇は、単に別説ではなく、『素問』各篇のなかで、おそらく一番初期のものと考えられ、その一つ『経脈別論』に示されている経絡の原型は、三陽一陰の四経である」とおっしゃっておられた。

また、一九七三年に発見された馬王堆帛書や一九八三〜一九八四年に発掘された張家山漢墓の竹簡の脈書はどちらも十二脈ではなく、十一脈である。『霊枢』でも本輪篇は十一脈で書かれ、また、西晋代の『脈経』(王叔和著)には十一脈で経脈とその病証が記されている。

ということは、少なくとも四百年以上続いた漢代では、十一脈で経脈を考える流派と十二脈の流派が並存していたのではないかと考えるのが自然である。

要するに、十二経脈の循環とは中国古代にあって最初から存在していた考えではなく、自然発生的に認識されてきた経絡の存在を、ある流派が営衛、営血もしくは営血に含まれる営気を循環させる必要性からつなぎ合わせて作り上げた理論ではないだろうか。

この自然発生的というのは、経絡は経験的に発見されたのではないかと考えるからである。経絡は病気を患ったときにその病態に応じて現れるものなのか、健常な状態でも、人体に生理的に具わっていて、それが病態となると顕在化するものなのかはわからないが、病気や怪我などのとき、その部位とは遠く離れた場所にその反応が現れることはよくあることである。鍼灸師ならば、刺鍼治療のなかで誰でもそうした経絡現象を一つや二つ、実感することがあるのではないだろうか。

『役立つ使える鍼灸鍼法』(医道の日本社刊)の清水完治著「赤羽氏法による皮内鍼治療」(皮内鍼法総論編)の部分には「特殊経絡の膈兪経は第三指端の(心包経の井穴と反

対側）中沢から出て、三焦経とやや平行して肩に上り、背部に下って第七胸椎下横の膈兪に、もう一方は肩から胸部に下り横隔膜に至る（主治症：食欲不振、喘息、しゃっくり）」と書かれてあるが、「膈兪経」も赤羽幸兵衛氏の個人的経験から発見されたものであろう。自分自身のごく限られた範囲でも、ある患者さんは崑崙穴に刺鍼すると、なぜかいつも頭部の膀胱経のライン上に違和感を訴えたり、大腸経の下合穴の上巨虚付近に毎朝数分間、刺すような痛みを覚える人に大腸鏡の検査を勧めた結果、大腸がんが発見されたりといった形で経絡の存在を感じたことがある。

こうした無数の経験のなかで、身体の遠隔部位を結び付ける大小さまざまな経絡が発見され、そのなかで誰にでも共通している代表的な大きな経脈の流れが、十一脈として、前漢初期の馬王堆帛書や張家山漢簡には記されているのではないだろうか。あるいは、「天六地五」といった「常数」でさまざまな経絡を整理統合したのかも知れない。したがって十一脈の時代、もしくは十一脈の立場に立つ流派にとっては、十一脈は奇数であるから、当然、経脈の中を往来する営血や営気が循環するといった話は出てこない。

十二経脈は現代医学の血液循環と同じものか？

おそらく前漢・後漢の数百年の間に、性質の異なる血液（現代医学での血液）が遠心性と求心性に流れているという認識をもったのではないだろうか。そのような認識がどのようにもたらされたのかは不明であるが、漢書王莽伝中篇には、王莽が捕らえた反乱者を、「治療に役立てるために」と称して、医師に命じて生きながら解剖し、「五蔵を量度し、竹筳（たけひご）を以て其の脈を導き、終始する所を知った」と記されていることから考えると、古代中国において、虐殺の手段としてさまざまな生体実験が行われたことは想像に難くなく、血液の流れには遠心性に流れる動脈血と求心性の静脈血があるぐらいのことは当然、認識していたのではないだろうか。

龍伯堅著『黄帝内経概論』[*6]では、『霊枢』血絡論に記載されている「脈気倶に盛んにして陰気多き者は、其の血滑らかにして、これを刺せば則ち射す」は動脈血、「陽気蓄積し、久しく留まりて写せざる者は、其の血黒くして以て濁る、故に射する能わず」は静脈血を表したものだとし、さらに『素問』挙痛論の「経脈流行して止まず、環周して休まず」や『霊枢』動輸篇の「営衛の行くや、上下相貫き、環の端無きが如し」などにもとづいて、『黄帝内経』の時代にすでに「非常に正確な血液循環説」（『黄帝内経概論』の記載からの抜粋）が考えられており、これはヨーロッパに先立つこと千年以上の認識であると明確に主張する。

しかし、龍伯堅氏のように、十二経脈の循環を現代の血液循環と同様に捉えることはできるだろうか。

『素問』には「三部九候論」など六篇九カ所、『霊枢』では「本輸篇」など七篇十六カ所に「動脈」の文字がみられるが、これらはいずれも動脈そのものを指す語でなく、「脈の拍動する場所」の意味合いで用いられている。しかし経脈の概念の一部に動脈拍動部を含めているということは、経脈には血管を意味している部分もあることは間違いないのだが、それはあくまで、経絡体系のごく一部を示しているにすぎない。

表裏経の四肢での接続のイメージ

『霊枢』経水篇では、「経脈は血を受けてこれを営す。……此れ人の天地に参じて陰陽に応ずるゆえんなり。……足の太陽は外は清水*7に合し、内は膀胱に属し而して水道を通ず。……」といった形で、十二経脈をすべて中国の大河の流れになぞらえている。これから導き出せるのは、滔々と流れる中国の大河のような十二経の本経を、多量の営血が流れているイメージである。ところが、十二経脈の四肢での接続は、太陽経と少陰経の接続を除いて、その他の陰陽経はいずれも支脈が表裏経の末端（井穴）につながる形をとっている。

もし、肺経が拇指と示指に終わり、大腸経は拇指と示指から始まるといった形で両経が直接接続しており、他の表裏経も同様であるならば、多少なりとも現代医学の血液循環と近いものが想定されていたと考えてもいいような気がするのだが、接続しているのは、「支脈」といった経脈のごく一部であり、そこに流れる営血量は経脈全体の営血量から考えるならば、ほんの些細なものにすぎない。さらにその接続部位は、「出づる所を井と為す」（『霊枢』九鍼十二原篇）とされる井穴の部分であり、微細な湧き水が出ている泉のような場所である。こうしたことを考えると、十二経脈の循環を血液循環と同等と捉える龍伯堅氏の説に同調するのは難しい。

秦の始皇帝の築いた「霊渠」や、隋の文帝・煬帝が黄河や長江、淮水などをつないだ「大運河」は、物資や人材を中国の広範な地域に運搬する目的で掘削されたものであるが、大河の水量から考えれば、ごく僅かでしかない。

本経から分かれた支脈が表裏経に接続する十二経の循環も、私にはこうした運河のイメージと重なってしまうのだ。

したがって、遠心性に進む動脈血と同等量の静脈血が求心性に心臓に戻ってくる血液循環と、運河のような支脈を通じて十二経が結び付いている十二経の循環は、まったく別物とみていいだろう。

『素問』血気形志篇では、太陰は多気少血、陽明は多気多血だとされているので、それを手足の太陰経と陽明経に当てはめると、多気少血の手の太陰肺経は多気多血の手の陽明大腸経に接続し、手の陽明大腸経は多気多血の足の陽明胃経へ、足の陽明胃経は多気少血の足の太陰脾経と接続することになる。これから導き出せる結論は、同一の営血が肺経から始まって、肝経まで流れていき、また肺経に戻るのではなく、十二経には、それぞれ異なった営気営血が流れており、その中を肺経から肝経まで、あたかも川に浮かぶ船舶のように「営血のなにか」が伝わっていくのではないかということである。

十二経脈に流れているものは何か？

『霊枢』五十営篇には、「人一呼するに、脈再動し、気行くこと三寸、一吸するに、脈亦た再動し、気行くと三寸、呼吸定息に気行くこと六寸」と記されている。これを解釈するに、脈を進める力は宗気と心気によって為される拍動にあり、その計測は呼吸で行うということであろう。同篇によれば、一呼一吸の定息の間に四回の拍動があり、営気は六寸進み、二百七十息で全身の経脈を一周し、一日百刻では、全身を五十周するとされる。この一日五万四千回にも及ぶ拍動は、営気を運ぶ営血の波動となって、肺経の支脈から大腸経、大腸経から胃経、胃経の支脈によって脾経へと伝わっていく。

この波動が十二経の中を環の如く伝わっていくのであろう。したがって、十二経を流れているものは確かに営血であるが、それによって、十二経を環の如く伝わって行くのは、営血のもつ波動といっていいのではないだろうか。

結語

十二経脈は環の如く循環していると唱えた漢代あたりの某流派の説が、それ以降の鍼灸医学の定説となり、現代のわれわれにとって、十一脈などそれ以外の経絡学説は到底、考えられないのだが、実際の鍼灸治療において、この十二経脈の循環と流注の方向性は、どれほどの臨床的意味をもつものなのだろうか。

このようなことを書くと、鍼灸家の諸先生は嘲笑なり激怒されるかも知れないが、自身の鍼灸治療においては、十二経脈の循環性はまったく必要としていないのだ。また、経脈の流れる方向についても、どの経脈とも双行性の経気の流れがあると考えるので、経脈の流れにもとづく迎随補瀉法や捻転補瀉を用いることもない。極論をいえば、十一脈でも一向に構わないのである。むしろ十二経脈の循環をもち出し、それに経脈の流れを集約してしまうことは、全身を網羅している十二経脈流注の全体性が失われてしまうことにつながるのではないかと危惧している。

【追記】

今回はかなり支離滅裂な内容になってしまった。『素問』『霊枢』をろくすっぽ読みもしないで、半可通なことはなはだしいと藤木俊郎先生や島田隆司先生に怒られそうである。

昨年末、石田秀実氏の喪中はがきが届いた。同氏とは、『難経解説』(東洋学術出版社刊、原書は『難経訳釈』)の翻訳において一緒に仕事をした。古代中国思想に精通しており、『気・流れる身体』(平河出版社刊)など、いくつもの秀逸な著作を通して、自身の思想を語ってこられた。日本の鍼灸界にとっても大きな財産を一つ失った思いである。心からご冥福をお祈りする。

＊付注

1 『素問』挙痛論：「経脈流行不止、環周不休」

2 『霊枢』営気篇：「精専者、行于経隧、常営無已、終而復始、是謂天池之紀」と記し、それに続いて、十二経脈の接続循環を示し、さらに肝経から督脈、任脈を通って肺経に接続する十四経脈の循環も述べている。

3 『霊枢』営衛生会篇：「営在脈中、衛在脈外、営周不休、五十而復大会、陰陽相貫、如環無端」

4 『霊枢』衛気篇：「其浮気之不循経者為衛気、其精気之行于経者為営気、陰陽相随、外内相貫、如環之無端」

5 『霊枢』動輸篇：「営衛之行也、上下相貫、如環之無端」

6 『黄帝内経概論』：龍伯堅著、上海科学技術出版社一九八〇年九月刊。同名の邦訳は丸山敏秋氏の手によって東洋学術出版社から一九八五年一月に出版されている。同氏の詳細な「訳者注」と「訳者解説」によって、邦訳版の内容はよりいっそう、興味深いものになっている。

7　清水：『太素』では、「清水出魏郡内県、南経清泉県、東北流入河也」とあり、黄河の下流域で河北省のほうから黄河に注ぐ川のようである。

禁灸穴

「地五会」は殺人穴？

「地五会」穴は足背にある足の少陽胆経の経穴であるが、五輸穴（五行穴）・原穴・郄穴・絡穴・八会穴・八脈交会穴といった要穴ではなく、一般穴である。足背で第四・第五中足骨の間、第四中足指節関節近位の陥凹部に位置する。この経穴は、西田皓一先生のお書きになった『東洋医学見聞録』（医道の日本社刊）に、耳鳴・難聴に効を奏すると記されていて、以前からその効果のほどは知ってはいたのだが、自分の場合は、耳鳴り・難聴では地五会穴の前後にある俠渓穴（胆経の滎水穴）や足臨泣穴（胆経の兪木穴、八脈交会穴）を用いることが普通であり、地五会穴を用いることはこれまでなかった。臨床に長く携わっておられる池田政一先生のお書きになった『経穴主治症総覧』（医道の日本社刊）にも「筆者は地五会を用いたことがない」とあり、やはりあまりポピュラーに用いられている経穴ではなさそうである。この経穴に着目したのは、その効果のゆえではなく、まったく別の理由にほかならない。

ここのところ、「近況雑感」に経脈流注関連の記事を何回かにわたって書いているが、その原稿作成の折、『鍼灸甲乙経』や『銅人腧穴鍼灸図経』に目を通す機会が多かった。そこで目に触れたのが、この「地五会」穴である。

この経穴の特徴は禁灸穴だということである。それだけであれば、他にいくつも禁灸穴はあるのだが、その禁灸の理由が他の禁灸穴とは比べものにならないのだ。

具体的に示すと、『鍼灸甲乙経』（晋代・皇甫謐著）には「刺入は三分、灸は不可、施灸すると痩せてしまい、三年待たずして死んでしまう」とあり、『銅人腧穴鍼灸図経』（宋代・王惟一撰）では、単に「痩せる」ではなく、「羸痩《るいそう》」と強調されている。「羸痩」は多くは慢性の虚弱性疾患による「痩せ」を意味する語であり、それが死までもたらすものとすれば、容易ならざることである。

では、なぜ、「地五会」穴への施灸は死に至らしむのか。正直、よくわからないというのが本音なのだが、「地五会」穴の主治に着目してみると、『鍼灸甲乙経』では、「内傷唾血不足、外無膏沢、刺第五会」となっている。「第五会」の「第」は「地」と同じものとされている。この一文は地五会穴への刺法は、「内傷の唾血によって気血が不足し、皮膚がカサカサして光沢がなくなっている」病症を治療できると解釈できる。ちなみに、「内傷」は後の鍼灸書では、「内損」となっているので、一般的な内傷病ではなく、打撲や捻挫などの外傷が内臓損傷まで及んでいるものとも考えられる。「唾血」は痰に血が混じるものを指す。

いずれにしろ、「地五会」穴への施灸は、灸の熱によって、気血不足や陰虚の状態をより強めてしまい、三年待たずして亡くなる危険性があるということなのだろうか。

「地五会」穴の施灸が三年も待たずに痩せて亡くなる結果をもたらすので、同穴は禁灸であるといった記載は、宋代の官製医学書であった『聖済総録』(宋代・徽宗勅撰)や、同じく宋代の鍼灸専門書『鍼灸資生経』(王執中著)にもみられ、これは歴史的には定説になっているものと思われるのだが、よくよく他書にも当たってみると、どうもそうとも限らないようである。

唐代を代表する二大医学書である孫思邈著『備急千金要方』（唐代・六五一年成書）と王燾撰『外台秘要方』（唐代・七五二年成書）のその箇所に目を通すと、前者は単に「禁不可灸」（巻二十九　灸禁忌法）となっているだけで、同書の他の禁灸穴の表記と大差ない。それに対し『外台秘要方』では、『鍼灸甲乙経』と同じく「不宜灸、使人瘦不出三年死」となっている。また、元代の灸法専門書である『西方子明堂灸経』（撰者不明）では、「不灸」である。唐以前の医学書を渉猟して隋唐時代の医学を集大成したとされる日本の『医心方』（平安時代・丹波康頼著、九八四年成書）では、『備急千金要方』と同じ「禁不可灸」（灸禁法第四）を採用している。

こうして見てみると、当然『鍼灸甲乙経』を参考にして書かれているはずの『備急千金要方』や『医心方』が、それを踏襲せずに「地五会」穴を一般的禁灸穴として記述しているのはなぜなのだろうか。地五会穴への禁灸度合の違いは、孫思邈の個人的治療経験によるものなのだろうか。それとも『備急千金要方』が踏まえた鍼灸書は『鍼灸甲乙経』とは別書だったのだろうか。

この混乱（？）は現代中医学まで続いているようである。現代中国の著名な鍼灸家である程莘農が主編した『中国針灸学』（人民衛生出版社一九六四年六月、第一版刊）や上海中医学院篇『針灸学』（人民衛生出版社、一九七四年七月、第一版刊）では、地五会穴の刺灸法について、どちらも「直刺〇・三～〇・五寸」として、刺鍼法については記されているが、灸法についてはなにも触れていない。これに対し、中医鍼灸学を日本で広めるために日本と中国の共同編集で出版された鍼灸学三部書『針灸学』〔基礎篇〕・〔経穴篇〕・〔臨床篇〕（天津中医学院＋学校法人後藤学園編、東洋学術出版社刊、一九九一年五月、第一版刊）の『経穴篇』では「灸も可」であり、さらに梁繁栄主編『針灸推拿学辞典』（人民衛生出版社、二〇〇六年八月、第一版刊）では「直刺〇・三～〇・五寸、艾炷灸三～五壮、温和灸十～十五分間」と同穴への施灸を肯定するだけでなく施灸内容も具体的に示している。

余計な話だが、「地五会」の名称は、「足にあって五蔵の気が会する所」ということから付けられたものだそうである。「地」とくれば、当然、「天五会」穴があってしかるべきで、『鍼灸甲乙経』には、「人迎は一名天五会。……以て五蔵の気を候《うかが》う」となっている。もしかしたら、この両穴は「五蔵の気」に関して対になっているものなのかも知れない。

『鍼灸甲乙経』の禁灸穴（巻末の附表4）

『鍼灸甲乙経』では、巻之五の「鍼灸禁忌第一上」「鍼灸禁忌第一下」の二篇で禁鍼・禁灸のことに触れている。特に「鍼灸禁忌第一下」では、二十四穴の経穴名が禁灸穴としてあげられている。そしてそのいくつかは、なぜ禁灸穴なのかが説明されている。上記の「地五会」穴もそうした説明が付された一つである。

ところで、『鍼灸甲乙経』巻之三には、十四経各経穴に対し、その位置とともに刺灸方法が書かれている。そこに注目してみると、「巻之五」で「耳中有膿、禁不可灸」と記された禁灸穴「耳門」穴は「灸三壮」であり、「気街」（気衝）穴は「巻之五」では「禁不可灸（灸之不幸不得息）」となっているのが、「巻之三」では「灸三壮、灸之不幸不得息」となっている。また、「瘈脈」穴も「禁不可灸」ではなく「灸三壮」なのだ。

それとは逆に「巻之五」で禁灸穴として名前のあがっていない「心兪」「素髎」は「巻之三」では「禁灸」と書かれており、「地倉」「少府」「通谷」の三穴は刺法のみが書かれ施灸の記載が見当たらないので、禁灸穴と考えてよいであろう。

こうして見てみると、「巻之三」と「巻之五」は執筆者が異なるのか、別書からの引用なのか、そのいずれかが考えられる。同書では踏まえた文献を提示するなどして、「巻之三」と「巻之五」の食い違いを説明しなければならないのだが、ざっと見た限りでは見当たらない。理由付けが示されていない以上、成書の段階での推敲の不足は否めないと言わざるを得ないのではないだろうか。

『銅人腧穴鍼灸図経』の禁灸穴（巻末の附表5）

同書には、『鍼灸甲乙経』巻之五「鍼灸禁忌第一上」のような禁灸穴の一覧は記されていない。したがって「巻之三、四、五」に示された十四経各経穴の刺灸法から一つひとつ拾っていかなければならないのだが、禁灸穴の数が『鍼灸甲乙経』に比べると、倍するほどなのである。施灸についてなにも触れていない経穴も含めるとその数は四十五穴にのぼる。その多くは『鍼灸甲乙経』では禁灸穴とはしていない。これは一体、なぜなのだろうか。唐宋代は孫思邈が「所謂針能殺生人、不能起死人」（『備急千金要方』巻二十九）と記したほど刺鍼法が廃れ、灸法が盛んだった時代といわれる。それでも『備急千金要方』「巻之二十九針灸上」「巻之三十針灸下」では刺鍼法についてまだ触れているが、『外台秘要方』になると「刺鍼法を記録すると生命を損なうおそれがあるので、今は鍼経は書かずに灸法のみを採録する（原文：若欲録之恐傷性命、今並不録鍼経唯取灸法）」（巻三十九明堂序）と、刺鍼法については触れることもなくなってしまった。こうした時代背景のなかで蓄積された無数の施灸経験を踏まえて、四十五穴を禁灸穴にしたのだろうか。

「禁灸穴歌」（巻末の附表6・7）

中国鍼灸史において、明代は鍼灸歌賦が隆盛を極めた時代である。現存する初期の鍼灸歌賦では金元代の『標幽賦』（竇漢卿作）が有名であるが、明代になると、数十数百にものぼる鍼灸歌賦が世に現れてくる。「禁灸」の歌賦もご多分に洩れず明代の多くの鍼灸書に登場する。手持ちの資料では、『鍼灸大全』（徐鳳撰）が一四三九年刊で一番古い時代のものだが、もしかしたら、それ以前から「禁灸」の歌賦は存在していたのかも知れない。

『鍼灸大全』の「禁灸歌」は七言詩十六句からなり、出だしの句が「禁灸之穴四十五」で、以下十五句で四十五穴の禁灸穴を示している。歌賦なので、『鍼灸甲乙経』で示されていた地五会穴などの禁灸理由は当然、消去されている。

『鍼灸大全』が世に出た少し後の時代に書かれたとされる『鍼灸秘法全書』（淩云著）も「禁灸之穴四十五」から始まる七言詩であるが、実際に書かれているのは三十九穴である。

一句に三穴ずつの十三句からなるので、当然、『鍼灸大全』より六穴少ない。出だしの三句は『鍼灸大全』とまったく同じであるが、四句目以降は異なった句で腧穴の順番も異なり、また大杼や脳戸など『鍼灸大全』には出てこない禁灸穴が示されている。ところで、『鍼灸秘法全書』は、『中国医籍考』(人民衛生出版社刊)や『中医文献辞典』(北京科学技術出版社刊)などでは、その存在が確認できない。同書は本当に凌云の著作なのだろうか。

一五二九年に刊行された『鍼灸聚英』(高武著)の「禁灸穴歌」は、『鍼灸大全』とほぼ同じ表現で「禁灸之穴四十五」から始まるが、「禾髎」が「和髎」になっている点と「条口犢鼻還陰市」の一句が落ちている点で『鍼灸大全』と異なり、したがって禁灸穴数も四十二穴である。

明末の一六〇一年に刊行された『鍼灸大成』(楊継洲著)では、腧穴数は四十五穴であるが、腧穴の順番や歌賦の表現が他書とかなり異なっており、また歌賦の末尾に、「凡庸医鍼灸一斉用、徒施患者炮烙刑」と結んでいるところが他書にはみられないユニークさである。

清代の官製医学書であった『医宗金鑑』（呉謙編著）の「禁灸穴歌」では四十七穴に増やされている。これまでの四十五穴に、「耳門」「脳戸」「瘈脈」が足され、「隠白」が削られているので、合わせて四十七穴である。この「禁灸穴歌」は、清末の『針灸逢源』（李学川著、一八一七年刊）にも一字を除いてまったく同じものが転載されている。したがって、これが中国側の「禁灸穴」の最大数と考えていいのではないだろうか。

明清代の鍼灸を積極的に取り入れていた江戸時代の日本には中国の「禁灸歌」も入ってきたはずである。しかし、日本では禁灸穴を列記しただけで、中国の「禁灸歌」を書き下したような「禁灸歌」、あるいは日本独自の「禁灸歌」は作られなかったようである。

現代中医鍼灸学の禁灸穴に対する考え方

現代の大方の中医鍼灸学書では、禁灸の部位を示すだけで、禁灸穴として特定の腧穴名を「禁灸穴」として列挙しているものは見当たらない。たとえば『灸法』（謝錫亮・許暁琳編著、山西人民出版社刊）では、「瘢痕によって美観を損ねるので、顔面部には直接灸を施してはいけない。……関節の活動部は化膿し爛れてなかなか癒合しないので、瘢痕灸を用いることは避けるべきである。この他、大動脈、心臓部、静脈血管、筋腱の表在部位、妊娠中の腰仙部と下腹部、乳頭、陰部、睾丸などは施灸すべきでない。以上はそのあらましをあげたに過ぎず、棒灸や間接灸など、臨機応変に灸法を変えるならば、これらの部位も施灸が可能である」といった類である。

結語

私自身は、瘢痕灸や知熱灸などの直接灸をほとんど用いない。直接灸としては、眼疾患に大・小骨空穴、白斑に灸瘢瘋穴、耳鳴り・難聴に商陽穴にそれぞれ糸状灸を行うぐらいで、後はビワ灸や灸頭鍼などの間接灸が圧倒的に多いので、実際の治療において禁灸穴を気にしたことはない。

したがって「禁灸穴歌」は自分にとって鍼灸の歴史的興味以上のものではけっしてない。

ところで、中国では現代でもさまざまな鍼灸歌賦が作られている。翻って日本の鍼灸書では「肚腹は三里に留め……」などと書き下した「四総穴歌」以外、鍼灸歌賦をついぞ見たことがない。これは鍼灸を取り巻く社会環境の違いによるものなのだろうか。それとも単純に日本語と中国語の違いによるものなのだろうか。

禁鍼穴

はじめに

前号（一五三号）で、「禁灸穴」のことをあれこれ書いたので、今回はそれとの兼ね合いで「禁鍼穴」について、多少触れておくことにしよう。

なぜ、兼ね合いかというと、自分では「禁鍼穴」というべきものがほとんどないので、これまであまり問題にもしてこなかったからだ。確かに刺鍼法に工夫が必要な腧穴はたくさんあり、各穴の刺鍼法はその一つひとつを暗記しておかなければならないのだが、一切刺鍼してはならないという「絶対的禁鍼穴」というのは、十四経の経穴のなかでは、神闕・乳中の両穴以外には思い付かない。ところが、歴代の鍼灸書を見ると、いくつもの腧穴が禁鍼穴になっている（**巻末の附表8**）。これはなぜなのだろうか。

『鍼灸甲乙経』の禁鍼穴（巻末の附表9）

『鍼灸甲乙経』は、巻之五の「鍼灸禁忌第一上」「鍼灸禁忌第一下」の二篇で禁鍼・禁灸のことに触れている。特に「鍼灸禁忌第一下」では、十四穴の経穴名が禁鍼穴としてあげられている。しかし、よく見てみると、絶対的禁鍼穴としてあげられているのは、神庭・臍中・伏兎・三陽絡・承筋・乳中・鳩尾の七穴だけである。その他の七穴は刺鍼上の注意が付記されており、厳密にはこれらは禁鍼穴とはいえない。要するに、「禁忌第一下」で示された禁鍼穴は、①絶対に禁忌、②深刺不可、③過度の出血は不可の三種類に分けられることが理解できる。

「巻之三」には各穴の刺灸法が記されているが、そこでは、伏兎穴が「刺入五分」として禁鍼穴から外れており、それとは逆に手五里穴が「禁不可刺」となっている。

したがって、「巻之三」と「巻之五」を合わせた絶対的禁鍼穴は神庭・臍中・三陽絡・承筋・乳中・鳩尾・手五里の七穴である。

『銅人腧穴鍼灸図経』の禁鍼穴（巻末の附表10）

同書には、『鍼灸甲乙経』のような「鍼灸禁忌」のまとまった記載が見当たらないので、「巻之三」「巻之四」「巻之五」にわたって書かれている各経穴の刺灸法の一つひとつに目を通して、禁鍼穴を拾っていかなければならないのだが、特徴的なことは、禁鍼穴の数が『鍼灸甲乙経』のそれとは比較にならないほど多く、その数は二十二穴にものぼるのだ。この二十二穴には条件付き禁鍼穴は含まれていないが、刺鍼法を記載していない経穴は禁鍼穴に含めてある。記載がないことが消極的否定を意味しているのか、あるいはもっと別のなにかを示しているのかはわかりかねるが、明代以降の禁鍼穴歌では、本書で刺鍼法を書いていない腧穴のほとんどすべてが盛り込まれているので、禁鍼穴と考えていいだろう。刺鍼法が無記載の腧穴で、明代以降の禁鍼穴歌に入らなかった腧穴は膏肓・労宮の二穴だけである。

禁鍼穴歌（巻末の附表11）

明代以降になると、「禁鍼穴歌」が各鍼灸書に登場してくる。歌賦なので、なぜ、禁鍼なのか、その理由は省かれている。

どの歌賦もその構成はほぼ同じで、前半と後半に分かれ、その境に「二十二穴不可鍼」の一句を挟んでいる。前半は絶対的禁鍼穴であり、後半は「妊婦には不可」などの条件付き禁鍼穴である。『鍼灸大全』『鍼灸聚英』は一～二の文字が異なるほかはほぼ同文である。『鍼灸大成』の「禁鍼穴歌」では、歌のなかに「二十二穴不可鍼」といった記載がなく、完全禁鍼穴と条件付きの禁鍼穴の区別をしていない。また、「急補三里人還平」の後に、「刺中五臓胆皆死、衝陽血出投幽冥、海泉顴髎乳頭上、脊間中髄傴僂形、手魚腹陥陰股内、膝臏筋会及腎経、腋股之下各三寸、目眶関節皆通評」の八句五十六文字が増やされている。『医宗金鑑』の「禁鍼穴歌」は『鍼灸大全』や『鍼灸聚英』の「禁鍼穴」二十二穴に「乳中穴」を増やして二十三穴とし、さらに『鍼灸大成』の「刺中五臓胆皆死、衝陽血出投幽冥、海泉顴髎乳頭上、脊間中髄傴僂形、手魚腹陥陰股内、膝臏筋会及腎経、腋股之下各三寸、目眶関節皆通評」の八句五十六文字を足したものである。

したがって、鍼灸歌賦における禁鍼穴数は最大で二十三穴とみてよいであろう。

現代中医鍼灸では、禁鍼穴をどう考えているか

『鍼灸推拿学辞典』（梁繁栄主編、人民衛生出版社刊）の「禁鍼穴」の項目には、「腧穴

の分類名。古代において考えられた刺鍼を禁ずる腧穴。後世では深刺が好ましくない穴もこの範疇に含めた。これらの穴の多くは、重要な臓器や神経・動脈の所在するところであった。現在では、臍中・乳中などを除き、古代の禁鍼穴は一般に斟酌して用いられている」となっている。

また、『中国鍼灸学』(程莘農主編、人民衛生出版社刊)の「刺鍼の禁忌」では、次のようにまとめている。

①お腹の空き過ぎや食べ過ぎ、酒に酔ったとき、過度の疲れ、あるいは過度に虚弱な患者では、少数の刺鍼に絞ったり、ゆっくり刺鍼するようにする。

②三カ月以下の妊婦に対しては少腹部や腰仙部は禁鍼である。三カ月を超えた妊婦に対しては、上腹部や腰仙部および激烈な鍼感が生じる合谷・三陰交・崑崙・至陰などの輸穴は禁鍼である。

③小児でまだ泉門が閉じていないときに頭頂の輸穴に刺鍼するのは好ましくない。この他、小児は刺鍼のときに協力しないので、一般に留鍼はしない。

④出血を避けるためには、血管へは刺鍼しないように注意しなければならない。『素問』診要経終論に「凡そ胸腹に刺鍼する場合は、必ず五臓を避けること」とあるよ

うに、胸腹部や背部の輸穴に刺鍼するときには重要な臓器を刺傷しないようにしなければならない。

⑤文献の記載によれば、人体上には禁鍼や深刺を禁じている輸穴が一部存在するが、これらの輸穴はそのほとんどが重要な臓器や器官、大血管の近くに位置する。たとえば承泣（胃1）は眼球の下縁に位置し、鳩尾（任脈15）は内臓や主要な器官の近くであり、箕門（脾11）は大腿動脈のそばである。こうした輸穴は事故が起こらないように斜刺したり浅刺したりしなければならない。

ちなみに、鍼灸歌賦の禁鍼穴歌で禁鍼としてあげた二十二穴を現代中医鍼灸ではどのように扱っているか調べてみると、神闕穴と乳中穴を除いてすべて刺鍼法が示されている（巻末の附表12）。

結語

禁鍼穴とされる神闕穴と乳中穴について、一言触れておこう。神闕穴は臍中穴ともいい、一寸上方に水分穴、一寸下方に陰交穴、左右五分のところに両肓兪穴があり、まさにこの臍部が水穀の精微を腸胃から中焦に取り込む場所だとされる。したがって、この神闕穴は古来、塡塩灸やビワ灸・ニンニク灸・ショウガ灸など各種の灸法が行われていたところである。私自身も同穴に対しビワ灸を多用している。したがって、禁鍼穴だからといって、鍼灸治療に用いていないということではけっしてない。

乳中穴は私自身は膻中穴を取穴する際にその位置の確定に用いていて、刺灸そのものは行ったことがない。

『医宗金鑑』を除く歴代の禁鍼穴歌では、乳中穴は禁鍼穴に含めていない。しかし、『銅人腧穴鍼灸図経』の「微刺三分」を踏まえ、『鍼灸聚英』『鍼灸大成』といった明代の鍼灸書は、「『銅人』微刺三分……」と『銅人腧穴鍼灸図経』の一句を引用するに留まっており、自身の刺鍼経験を盛り込んでいない。したがって、実際には乳中穴に対して刺鍼を行わなかったのではないだろうか。

清代の『医宗金鑑』では、禁鍼穴歌の「二十二穴不可鍼」を「二十三穴不可鍼」に直して、乳中穴を禁鍼穴に加えているが、おそらくそれを裏付けるものなのだろう。

では一体なぜ、歴代にわたって最大二十三穴（日本の『鍼灸重宝記』では二十六穴）もの絶対的禁鍼穴を設けたのか。

大血管や重要な臓器の付近を禁鍼穴とした理由に「古代の鍼具がかなり太かった」ことをあげている書（張大千主編『中国鍼灸大辞典』）もあるが、そもそも『霊枢』背腧篇などは背部兪穴すべてを禁鍼穴だと主張する。さらには唐代の『外台秘要方』（王燾著）になると、「鍼法は古来、深奥なものであり、今日の人では理解しづらい。経典（『霊枢』玉版）では、鍼は生きている人を殺すことはできるが、死人を生き返らすことはできないといっている。もし刺鍼法を記録したりすると生命を損なう恐れがあるので、今は鍼経は書かずに灸法のみを採録する（原文：其鍼法古来以為深奥、今人卒不可解、経云鍼能殺生人不能起死人、若欲録之恐傷性命、今並不録鍼経、唯取灸法）」（巻三十九明堂序）となっている。こうなるとすべての腧穴が禁鍼穴ということになってしまうのではないだろうか。

三十年ほど前、『中医臨床』四十三号の「針灸よもやま話」で「荊軻の徒」と題した小文を書いたことがある（拙著『針師のお守り』に収録）。その文中、「針治療は全く無防備に背や腹をハリ師に向けなければならず、もし死をも厭わないハリ師であれば、その暗殺は、『壮士一たび去ってまた還らず』と詠じた荊軻（中国の戦国時代の刺客。始皇帝を暗殺しようとして失敗し殺された）も兜を脱ぐほど、いともたやすいことである」と記したが、鍼は使いようによっては立派な武器になるのである。『霊枢』玉版では、黄帝の問いに対して、岐伯が「五兵（刀剣など五種類の刃物）なる者は死の備なり、生の具に非ず、……夫れ民を治する者は、亦た唯だ鍼のみ。……能く生ける者を殺すも死する者を起こす能わざるなり」と答えている場面がある。この一文は、鍼は治療用具であるが、使いようによっては人を殺すことも可能な、ある意味、諸刃の剣と考えなければならないことを示したものであろう。

結論として、いたずらに禁鍼穴を設けることは、その腧穴のもつ治療効果を否定することであり、鍼灸治療の治療効果の可能性を狭めることにほかならない。むしろ、神闕穴と乳中穴以外の腧穴はすべて刺鍼可能であると、まず頭に入れておいたほうがよい。

しかし、「はじめに」でも触れたように、各穴にはその穴の解剖学的状況や治療効果に見合った浅刺なり斜刺なり平刺なりの、それぞれの刺鍼法があり、そうしたことを無視して刺鍼することは、「能く生ける者を殺す」事態を招きかねないことをわれわれ鍼灸師は肝に銘じておかなければならない。

七情の驚は何臓と関連するのか

—『新版　東洋医学概論』教科書検討小委員会への質問状—

はじめに

東京医療福祉専門学校教員養成科の授業で、「七情」について説明していた折、「驚」は「心」に帰属すると説明したところ、学生から鍼灸学校の教科書『新版　東洋医学概論』(医道の日本社刊)では、「腎」に帰属させており、その記載内容とは異なっていると言われてしまった。

教員室に帰って早速同書を調べてみると、確かに「驚」は腎との関連が強く主張されている。多少長くなるが全文を引用してみよう。「驚は、驚くという情志であり、気機の乱れを起こす。また、気機が乱れると驚が出現しやすくなる。腎の制御は魂の範疇であり、肝・心・胆の機能と関連がある。これらの臓腑は、腎から十分な原気の供給を受けることによって臓腑の機能を発揮することができる。驚は一時的な情志の動揺であり、気機が安定すればすぐに沈静化するが、腎からの原気の供給が不十分であると、その制御が不安定になり、些細なことで驚いたり、動悸や失禁、ひきつけなどの症状が起こる。また、驚による気機の乱れは固摂作用に影響を及ぼすため、驚くという情志は腎の機能に影響を与える」となっている。

あれ？「驚は心」と長年覚えていたのは、もしかして記憶違いだったのかなと、文字通りびっくりして、手あたり次第、さまざまな中医学書に当たってみた。

まず、現代中医鍼灸学の教科書的存在である『針灸学』基礎篇・経穴篇・臨床篇3部作の一冊『針灸学［基礎篇］』[*1]の「七情」のところを見てみると、「驚―気乱れる 突然驚くと心神のよりどころがなくなり、驚き慌ててどうしてよいかわからない混乱状態になる」とし、「七情の発病の特徴のまとめ」では、「驚―損傷する臓腑は腎。発病メカニズムは腎が意志を蔵さず、神のよりどころがなくなること」[*2]になっている。

また、『やさしい中医学入門』（関口善太著 東洋学術出版社刊）でも、「驚・恐は腎に属す」とし、「腎の封蔵作用は心の蔵神作用を補助していますが、激しい驚きによって気機が逆乱して腎や心の機能が失調すると、精神が不安定となり、気持ちが落ちつかず、ひどい場合は精神錯乱の状態になります」として、『針灸学』3部作同様、七情の「驚」を腎に帰属させている。

同様の見解は、私も翻訳作業に関わった『〔詳解〕中医基礎理論』[*3]でも示されている。

「腎は驚き・恐れを主っているが、過度の驚き・恐れは腎を傷る」「驚：驚けば気が乱れ、腎を傷つけて志が蔵されなくなり、意向が定まらず、心腎が交わらなくなる（心腎不交）。その結果、心は依るべきところを、神は附すべきところを失い、心が慌てて混乱する、処置をあやまるなどの状況が発生する」といった具合である。

こうして見てみると、最近の中医学書は押しなべて「驚は腎」である。さらにインターネットで調べてみても、「驚は心」などと主張しているものはどこにも見つからない。これらの状況を鑑みると、どうも私の間違いを学生諸君に率直に謝らなければならないのかなという雰囲気である。

私は確かに「驚は心」で覚えてきたし、「驚きやすい（善驚）」「ちょっとしたことですぐにドキドキする（驚悸）」などの症状を訴える人に対して、心の変動と捉えた治療を施してきたのだが、これももしかしたら誤治になってしまうのかなどなど、あれこれ考えた末、一つは自分が最初に学んだ中医学書をもう一度確かめてみること、一つは『黄帝内経』や『難経』は「驚」をどのように扱っているのかを調べてみること、もう一つは中国歴代の中国医学書は「驚」をどのように捉えていたのかを明らかにしたうえで結論を出すことにした。

初期現代中医学書の「驚」の記載

私が鍼灸学校に通っていた一九七〇年代の中頃、まだ、日本に本格的に中医学が入ってきていなかった時代、唯一、中医学の概論書として日本に存在していたのが、『中国漢方概論』[*4]であった。したがって、同書は私にとって、上海中医学院の『針灸学』と合わせ、自身の中医鍼灸学の礎となったものである。

そこには「驚とは不意に非常事態に遭遇して、精神上に突然の緊張がもたらされることである。たとえば突然危険に遭遇し、突然危機に臨み、異物を目撃し、大きな音を聞いたりすると、すべて驚きが生まれる。驚と恐とは同じではない。『儒門事親』には、『驚は自ら知らざるもの、恐は自ら知るもの』と述べられている。驚を受ければ内に心神が動き、神気が乱され、感情が不安定になる。だから『素問』挙痛論では、『驚けば心はよるところなく、神は帰するところなく、慮は定まるところなし、故に気は乱るるなり』と説かれている。驚は心神を乱すことができるが、驚に遭遇して動かされるのは、心気がまず虚するからである。そうでなければ突然危険に遭遇し、あるいは身体が異常の環境に臨んでも、平常のようによく鎮静を保持し、驚いたり驚きのあまり病になるようなことは無い」と書かれている。この一文の特徴は、驚と恐は別物であり、驚はあくまで心と結び付いた感情としていることである。

同様の記載は『基礎中医学』[*5]にも見られる。そこでは「喜と驚は心の志、喜と驚は心を傷る」として具体的症状を示して、喜と驚が心を変動させることを両者を対比させて記しているのだ。

「驚」を心と関連付けた現代中医学書は他にもいくつもありそうだが、これぐらいにして、『黄帝内経』と歴代の中国医学書は「驚」をどのように扱ってきたのかを調べてみよう。

『黄帝内経』『難経』の「驚」の扱い

『素問』八十一篇に「驚」は58箇所出てくる。『霊枢』八十一篇では11箇所である。両書とも、驚を腎と結び付けているものはあまりなく、「驚」が見られるのは、五臓の変動であったり、陽明経の病変や経脈の血気の凝滞であったりと多岐に渉っている（巻末の附表13・14参照のこと）。それに対し、「恐」は『素問』38箇所、『霊枢』28箇所に登場するが、いくつもの箇所で腎とのつながりが示されている。「恐傷腎．思勝恐」（『素問』陰陽応象大論）、「腎気虚．則使人夢見舟舩溺人．得其時．則夢伏水中．若有畏恐」（『素問』方盛衰論）、「腎足少陰之脈．……気不足則善恐．心惕惕如人将捕之．是為骨厥」（『霊枢』経脈）といった具合である。したがって、『内経』にもとづくならば、「恐」は腎に帰属させてもよいのではと考えるが、「驚」は臓腑・気血・経絡のさまざまな変動と関連するものとするか、五臓と結び付けるならば、やはり『素問』挙痛論の「驚則心無所倚．神無所帰．慮無所定．故気乱矣」を踏まえて、心に帰属させるべきではないだろうか。

『難経』では、「驚」の文字そのものが見当たらない。また「恐」は1箇所、第十六難に見られ、「仮令得腎脈、其外証面黒、善恐欠……」として、腎との関連を示している。

中国歴代の中国医学書の「驚」の捉え方

次にいくつか、歴代の医学書から「驚」に関連する部分を抜粋してみよう。

●『類経』（一六二四年刊・明代・張介賓）

「有病為驚者、曰東方色青、入通于肝、其病発驚駭、以肝応東方風木、風主震動而連乎胆也。有曰陽明所謂甚則厥、聞木音則惕然而驚者、肝邪乗胃也。有曰驚則心無所倚、神無所帰者、心神散失也。此肝胆胃心四蔵皆病于驚而気為之乱也」

●『医宗必読』（一六三七年撰・明代・李中梓）

「外有危険、触之而驚、心胆強者、不能為害、心胆怯者、触而易驚」

●『張氏医通』（一六九五年刊・清代・張璐）

「夫驚雖主于心、而肝胆脾胃皆有之。驚是火熱煉動其心、心動而神乱也。若因内気先虚、故触事易驚」

●『医碥』（一七五一年刊・清代・何夢瑶）

「遇事而驚者、由于外也。因病而驚者、動于中也。心為熱所乗、則動而驚、而属之肝胆者、以肝主動、而胆虚則善驚也。胆小及胆大而虚者、皆善驚、由血液不足也。血液者水也、水主静、水足則静而不易動、故不驚。心肝頼血以養、血虚則心之神無所依、肝之魂亦不蔵、五臓之熱、皆得乗心而致驚」

●『雑病源流犀燭』（一七七三年撰・清代・沈金鰲）

「驚者、心與肝胃病也。『内経』言：驚属之肝胃、但心気強者、雖有危険、触之亦不為動、惟心気先虚、故触而易驚也。然則因所触而発為驚者、雖属肝胃、受其驚而輒動者、心也、故驚之為病、仍不離乎心」

●『中国医学大辞典』（一九二二年刊・中華民国・謝観）

「驚　有触而心動也」

こうして見てみると、中国歴代の医学文献では、私の見る限り（中国医学書のごく一部であることは間違いないが）、驚を心と結び付けて説いており、腎と直接、関連付けているものは見当たらない。

「驚」と関連する症状

前述のごとく「驚」と関連する病症として、「善驚」と「驚悸」がある。前者は「ちょっとしたことでもびっくりして胸中の不安感が起こる」ことであり、すでに『素問』至真要大論にも記載されている。『霊枢』百病始生篇の「喜驚」も同一のものである。また、「驚悸」とはびっくりしたり怒ったりして動悸が起こることを指しており、『諸病源候論』（隋代・巣元方）では「心蔵神而血脈、虚労損傷血脈、致令心気不足、因為邪気所乗、則使驚而悸動不定」と記している。これは「心は神を蔵しており、血脈を主っている。虚労で血脈を損傷し心気不足が引き起こされると、邪気がそれに乗ずるので、心神不安となり、驚きやすく動悸が起こりやすくなる」といった意味である。「善驚」「驚悸」両者のどちらの症状がある場合でも、まず疑うのが心気虚損や心胆気虚、あるいは心火や痰火擾心といった心の虚実の変動である。もし、驚を腎と結び付ける立場をとった場合、「善驚」や「驚悸」の弁証論治はどのようなものになるのだろうか？

『新版 東洋医学概論』教科書検討小委員会への質問状

旧版の『東洋医学概論』が刊行された一九九三年から、二十数年の歳月を経て二〇一五年に、『新版 東洋医学概論』が出版された。その執筆過程は、関係者に話を聞いてみると、二〇〇九年から小委員会が検討に検討を加え、また、さまざまな鍼灸学校の協力を仰ぎ、推敲を重ね充実した内容に練り上げられて本書が世に出されたことが感じ取れる。したがって、その尽力に対しては、まず敬意を表したい。

いま、問題にしている「驚」も、旧版では「驚：［敬］は心と身をひきしめる、いましめるという意で、驚は馬がハッと驚いてギクリとすることから、驚き、あわて、恐れること」としか説明されていない。これは「驚」の文字解釈であり、ほとんどなにもいっていないに等しい。これからみれば、前述の引用の如く、驚と腎の関係を具体的事例をもって明確に示しており、はるかに優れた内容になっていることは言うまでもないことである。

したがって、この質問状もけっして悪意があって申し立てているものではないことをまず、はっきりさせておく。

「東洋医学概論」は、それまで東洋医学や中国医学をまったく知らない人びとが、鍼灸学校に入学して、最初に接する東洋医学の世界である。そこで、文章は平易でわかりやすいことが求められるが、それよりも重要なことは、われわれ、東洋医学や中国医学を論ずる各集団で一定程度、共通認識となっているものを、まとめ上げて指し示すことである。とするならば、「驚は腎」は果たして万人の認めるものになっているのだろうか？

現在の中医学書の多くは「驚は腎」としているが、ひと昔前の中医学書は「驚は心」であり、また、前述のごとく『内経』はじめ歴史的に示されている内容も「驚は心」である。つまり、「驚は腎」はいまだ確立した認識になっているとは言い難いのではないだろうか？『概論』が、「驚は心」と「驚は腎」の両論併記の立場をとるならば、このことはさしたる問題にはならないのだが、「驚は腎」とするならば、まず第一にその古典的根拠を示さなければならないであろう。また、多くの中国医学古典が「驚は心」としてきたが、それは誤りであることを明確に述べなければならない。

質問は下記の2点である。

①「驚は腎」としたのは、どのような古典的根拠にもとづくのか？

②「驚は腎」とするならば「驚」の常見症状である「善驚」や「驚悸」の弁証論治はどのようなものになるのか？

小委員会のどなたでも構わないのだが、『中医臨床』誌上で、ぜひ、ご意見なり、あるいは上記の拙論に対する反論なりをしていただきたい。心からお待ち申し上げる。

付記：杉山和一著『療治之大概集』には、「喜バ心ヲ傷リ　怒バ肝ヲ傷リ　憂レバ肺ヲ

傷リ　思ハ脾ヲ傷リ　悲ハ心包絡ヲ傷リ　驚ハ膽ヲ傷リ　恐レハ腎ヲ傷ル　是内ヨリ出ル病也」となっており、「驚」を胆と結び付けている。ちなみに「悲」は心包絡である。

＊付注

1　天津中医学院と後藤学園の共同編纂。東洋学術出版社刊。

2　同書では表の形式になっているが、それをそのまま文章化した。

3　東洋学術出版社刊、原書は劉燕池ほか著『中医基礎理論問答』(上海科学技術出版社刊)。

4　中医学院試用教材として南京中医学院が著し、一九五九年に人民衛生出版社から刊行された『中医学概論』の邦訳本。邦訳はおもに愛知大学と二松學舎大学の中国語・漢文の学者が担った。

5　たにぐち書店刊。原書は南京中医学院編・王新華編著『中医学基礎理論』。

『中医臨床』初出掲載号一覧表

東京中医鍼灸センター Vol.36 No.1 140号（2015年3月）
鍼灸治療のスタイル①　お腹の治療
……………………… Vol.36 No.3 142号（2015年9月）
両極対応配穴法……… Vol.36 No.4 143号（2015年12月）
鍼灸治療のスタイル②　ビワの葉灸
……………………… Vol.37 No.1 144号（2016年3月）
鍼灸治療のスタイル③　肩の散鍼
……………………… Vol.37 No.2 145号（2016年6月）
現代中医鍼灸　日本への導入
……………………… Vol.37 No.3 146号（2016年9月）
下の法………………… Vol.37 No.4 147号（2016年12月）
経絡の流れを学ぼう… Vol.38 No.1 148号（2017年3月）
足の陽明胃経はどこで終わるのか
……………………… Vol.38 No.2 149号（2017年6月）
『針灸配穴』…………… Vol.38 No.3 150号（2017年9月）
十二経の接続………… Vol.38 No.4 151号（2017年12月）
十二経脈を流れているものは何か
……………………… Vol.39 No.1 152号（2018年3月）
禁灸穴………………… Vol.39 No.2 153号（2018年6月）
禁鍼穴………………… Vol.39 No.3 154号（2018年9月）
七情の驚は何臓と関連するのか
―『新版 東洋医学概論』教科書検討小委員会への質問状―
……………………… Vol.39 No.4 155号（2018年12月）

附表

附表 1 『霊枢』経脈篇の経脈の接続

※厳密にいえば，『霊枢』経脈篇では，何経と何経がどの部位で接続しているとは記していない。手足に区分された陰陽の表裏経や手足の陰陽の同名経が同一部位に存在していることを示しているだけである。しかし，『霊枢』逆順肥痩篇に，「手の三陰は，蔵より手に走り，手の三陽は，手より頭に走り，足の三陽は頭より足に走り，足の三陰は足より腹に走る」とあり，『霊枢』営衛生会篇では，この経脈間のつながりを「陰陽相貫，端無きこと環の如し」と形容していることなどを合わせ鑑みると，同一部位で両経は接続していると考えてよいであろう。それをさらに具体的に推し進め，接続部位の経穴まで明示したのが『金蘭循経取穴図解』（元代・忽泰必烈著）を踏まえた元代の滑寿著『十四経発揮』である。それ以降の経脈書は大方，同書にもとづくものとなっている。

経脈	接続部位	『霊枢』経脈篇の接続状況	接続の特徴
陰経と陽経			
肺経（太陰） →大腸経（陽明）	示指先端	（肺経）其支者．従腕後．直出次指内廉．出其端． （大腸経）起于大指次指之端．	肺経の分支が大腸経の本経に接続
心経（少陰） →小腸経（太陽）	小指先端	（心経）循小指之内．出其端． （小腸経）起于小指之端．	心経の本経が直接，小腸経の本経に接続
心包経（厥陰） →三焦経（少陽）	薬指先端	（心包経）其支者．別掌中．循小指次指．出其端． （三焦経）起于小指次指之端．	心包経の分支が三焦経の本経に接続

<table>
<tr><th>経脈</th><th>接続部位</th><th>『霊枢』経脈篇の接続状況</th><th>接続の特徴</th></tr>
<tr><td colspan="4">陽経と陰経</td></tr>
<tr><td rowspan="2">胃経（陽明）
→脾経（太陰）</td><td rowspan="2">足第１趾先端</td><td>（胃経）其支者．別跗上．入大指間．出其端．</td><td rowspan="2">胃経の分支が脾経の本経に接続</td></tr>
<tr><td>（脾経）起于大指之端．</td></tr>
<tr><td rowspan="2">膀胱経（太陽）
→腎経（少陰）</td><td rowspan="2">足第５趾</td><td>（膀胱経）至小指外側．</td><td rowspan="2">膀胱経の本経が直接腎経の本経に接続。ただし，腎経の井穴は足第５趾の指端にあるのではなく，足心に存在する。</td></tr>
<tr><td>（腎経）起于小指之下．</td></tr>
<tr><td rowspan="2">胆経（少陽）
→肝経（厥陰）</td><td rowspan="2">足第１趾背側で，毛の生じる所</td><td>（胆経）其支者．別跗上．入大指之間．循大指岐骨内．出其端．還貫爪甲．出三毛．</td><td rowspan="2">胆経の分支が肝経の本経に接続。
三毛と叢毛は同義。</td></tr>
<tr><td>（肝経）起于大指叢毛之際．</td></tr>
<tr><td colspan="4">陰経と陰経</td></tr>
<tr><td rowspan="2">脾経（太陰）
→心経（少陰）</td><td rowspan="2">心中</td><td>（脾経）其支者．復従胃別上膈．注心中．</td><td rowspan="2">脾経の分支が心経の起点部位である心中で心経に接続</td></tr>
<tr><td>（心経）起于心中．</td></tr>
<tr><td rowspan="2">腎経（少陰）
→心包経（厥陰）</td><td rowspan="2">胸中</td><td>（腎経）其支者．従肺出絡心．注胸中．</td><td rowspan="2">腎経の分支が起点部位である胸中で心包経に接続</td></tr>
<tr><td>（心包経）起于胸中．</td></tr>
</table>

経脈	接続部位	『霊枢』経脈篇の接続状況	接続の特徴
肝経（厥陰） →肺経（太陰）	肺	（肝経）其支者．復従肝別．貫膈．上注肺．	肝経の分支が肺で肺経に接続
		（肺経）起于中焦．下絡大腸．還循胃口．上膈．属肺．	
陽経と陽経			
大腸経（陽明） →胃経（陽明）	鼻	（大腸経）其支者．従缺盆．上頚．貫頬．入下歯中．還出挟口．交人中．左之右．右之左．上挟鼻孔．	大腸経の分支が鼻翼の傍らで終わり，鼻部で胃経と接続
		（胃経）起於鼻．	
小腸経（太陽） →膀胱経（太陽）	内眼角	（小腸経）其支者．別頬．上顱．抵鼻．至目内眥．斜絡于顴．	小腸経の分支が内眼角で膀胱経に接続
		（膀胱経）起于目内眥．	
三焦経（少陽） →胆経（少陽）	外眼角	（三焦経）其支者．従耳後．入耳中．出走耳前．過客主人前．交頬．至目鋭眥．	三焦経の分支が外眼角で胆経に接続
		（胆経）起于目鋭眥．	

附表 2　『十四経発揮』（元代・滑寿）の経脈の接続

経脈	接続部位	指端の起止点穴	『十四経発揮』の接続状況	接続の特徴
陰経と陽経				
肺経（太陰）→大腸経（陽明）	商陽穴	少商（肺経井木穴）	（肺経）本経終於出大指之端矣．此則従腕後列缺穴達次指内廉出其端．而交於手陽明也．	肺経の絡脈が列欠穴から分かれ出て，大腸経の本経に商陽穴（大腸経）で接続
		商陽（大腸経井金穴）	（大腸経）手陽明之脈起於大指次指之端．……此経起於大指次指之端商陽穴．受手太陰之交．行於陽之分也．	
心経（少陰）→小腸経（太陽）	少衝穴	少衝（心経井木穴）	（心経）循小指端之少衝而終．以交於手太陽也．心為君主之官示尊於它蔵．故其交経授受不假於支別云．	心経の本経が少衝穴（心経）で直接小腸経の本経に接続
		少沢（小腸経井金穴）	（小腸経）手太陽之脈起於小指之端．……本経起小指端少沢穴．	
心包経（厥陰）→三焦経（少陽）	関衝穴	中衝（心包経井木穴）	（心包経）支別者自掌中労宮穴別行．循小指次指出其端．而交於手少陽也．	心包経の分支が三焦経の本経に関衝穴（三焦経）で接続
		関衝（三焦経井金穴）	（三焦経）手少陽之脈起於小指次指之端．……手少陽起小指次指端関衝穴．	

経脈	接続部位	指端の起止点穴	『十四経発揮』の接続状況	接続の特徴
陽経と陰経				
胃経（陽明）→脾経（太陰）	隠白穴	厲兌（胃経井金穴）	（胃経）此支自跗上衝陽穴別行入大指間．斜出足厥陰行間穴之外．循大指下出其端．以交於足太陰．	胃経の分支が脾経の本経に隠白（脾経）穴で接続
		隠白（脾経井木穴）	（脾経）足太陰起大指之端隠白穴．受足陽明之交也．	
膀胱経（太陽）→腎経（少陰）	至陰穴	至陰（膀胱経井金穴）	（膀胱経）至小指外側端之至陰穴以交於足少陰也．	膀胱経の本経が直接至陰穴（膀胱経）で腎経の本経に接続。ただし，腎経の井穴は足第5趾の指端ではなく，足心に存在する
		湧泉（腎経井木穴）	（腎経）足少陰之脈起於小指之下．	
胆経（少陽）→肝経（厥陰）	大敦穴	足竅陰（胆経井金穴）	（胆経）其支者自足跗上臨泣穴別行入大指循岐骨内出大指端．還貫入爪甲．出三毛交於足厥陰也．	胆経の分支が肝経の本経に大敦穴（肝経）で接続。三毛と聚毛は同義。
		大敦（肝経井木穴）	（肝経）足太陰起於大指聚毛之大敦穴．	

経脈	接続部位	指端の起止点穴	『十四経発揮』の接続状況	接続の特徴
陰経と陰経				
脾経（太陰） →心経（少陰）	心中	大包 （脾経止点穴）	（脾経）其支別者復従胃別上膈注心中．此支由腹哀別行．再従胃部中脘穴之外上膈．注於膻中之裏心之分．以交於手少陰．	脾経の分支が心経の起点部位である心中で心経に接続
		極泉 （心経起点穴）	（心経）手少陰之脈起於心中．	
腎経（少陰） →心包経（厥陰）	膻中穴	兪府 （腎経止点穴）	（腎経）其支者従肺出絡心．注胸中．両乳間為胸中．支者自神蔵別出遶心．注胸之膻中．以交於手厥陰也．	腎経の分支が膻中穴（任脈）で心包経に接続
		天池 （心包経起点穴）	（心包経）手厥陰之脈起於胸中．手厥陰受足少陰之交．起於胸中．	

経脈	接続部位	指端の起止点穴	『十四経発揮』の接続状況	接続の特徴
肝経（厥陰）→肺経（太陰）	中脘穴	期門（肝経止点穴）	（肝経）其支者復従肝別．貫膈上注肺．此交経之支．従期門属肝処別貫膈．行食竇之外．本経之裏上注肺中．下行至中焦挟中脘之分．以交於手太陰也．	肝経の分支が中焦の中脘穴（任脈）の部分で，肺経に接続
		中府（肺経起点穴）	（肺経）手太陰之脈起於中焦．下絡大腸．還循胃口上膈属肺．……手太陰起中焦．受足厥陰之交也．	
陽経と陽経				
大腸経（陽明）→胃経（陽明）	迎香穴	迎香（大腸経止点穴）	（大腸経）既入歯．縫復出挟両口吻．相交於人中之分．左脈之右．右脈之左．上挟鼻孔．循禾髎．迎香．而終以交於足陽明也．	大腸経と胃経が迎香穴（大腸経）で接続
		承泣（胃経起点穴）	（胃経）足陽明起於鼻両旁迎香穴．	

経脈	接続部位	指端の起止点穴	『十四経発揮』の接続状況	接続の特徴
小腸経（太陽） →膀胱経（太陽）	睛明穴	聴宮（小腸経止点穴）	（小腸経）其支者．別頬上䪼．抵鼻．至目内眥睛明穴以交於足太陽也．睛明太陽経穴．	小腸経の分支が内眼角の睛明穴（膀胱経）で膀胱経に接続
		睛明（膀胱経起点穴）	（膀胱経）足太陽 起目内眥睛明穴．	
三焦経（少陽） →胆経（少陽）	瞳子髎穴	糸竹空（三焦経止点穴）	（三焦経）其支者従耳後翳風穴入耳中．過聴宮．歴耳門．和髎．却出至目鋭眥．会瞳子髎．循糸竹空而交於足少陽也．	三焦経の分支が外眼角の瞳子髎穴（胆経）で胆経に接続
		瞳子髎（胆経起点穴）	（胆経）足少陽経起起目鋭眥之瞳子髎．	

附表 3　十二経脈の起止点穴

経脈	起止	起止穴	経穴部位
肺経	起点	中府（肺募穴）	前胸部，第 1 肋間と同じ高さ，鎖骨下窩の外側，前正中線の外方 6 寸
	止点	少商（井木穴）	拇指，末節骨橈側，爪甲角の近位外方 1 分（指寸），爪甲橈側縁の垂線と爪甲基底部の水平線との交点
大腸経	起点	商陽（井金穴）	示指，末節骨橈側，爪甲角の近位外方 1 分（指寸），爪甲橈側縁の垂線と爪甲基底部の水平線の交点
	止点	迎香	顔面部，鼻唇溝中，鼻翼外縁中点と同じ高さ
胃経	起点	承泣	顔面部，眼球と眼窩下縁の間，瞳孔線上
	止点	厲兌（井金穴）	足の第 2 趾，末節骨外側，爪甲角の近位外方 1 分（指寸），爪甲外側縁の垂線と爪甲基底部の水平線の交点
脾経	起点	隠白（井木穴）	足の第 1 趾，末節骨内側，爪甲角の近位内方 1 分（指寸），爪甲内側縁の垂線と爪甲基底部の水平線の交点
	止点	大包（脾の大絡の絡穴）	側胸部，第 6 肋間，中腋窩線上
心経	起点	極泉	腋窩，腋窩中央，腋窩動脈拍動部
	止点	少衝（井木穴）	小指，末節骨橈側，爪甲角の近位外方 1 分（指寸），爪甲橈側縁の垂線と爪甲基底部の水平線との交点
小腸経	起点	少沢（井金穴）	小指，末節骨尺側，爪甲角の近位内方 1 分（指寸），爪甲尺側縁の垂線と爪甲基底部の水平線との交点
	止点	聴宮	顔面部，耳珠中央の前縁と下顎骨関節突起の間の陥凹部

経脈	起止	起止穴	経穴部位
膀胱経	起点	睛明	顔面部，内眼角の内上方と眼窩内側壁の間の陥凹部
	止点	至陰（井金穴）	足の第5趾，末節骨外側，爪甲角の近位外方1分（指寸），爪甲外側縁の垂線と爪甲基底部の水平線の交点
腎経	起点	湧泉（井木穴）	足底，足屈曲時，足底の最陥凹部
	止点	兪府	前胸部，鎖骨下縁，前正中線の外方2寸
心包経	起点	天池	前胸部，第4肋間，前正中線の外方5寸
	止点	中衝（井木穴）	中指，中指先端中央
三焦経	起点	関衝（井金穴）	薬指，末節骨尺側，爪甲角から近位内方1分（指寸），爪甲尺側縁の垂線と爪甲基底部の水平線との交点
	止点	糸竹空	頭部，眉毛外端の陥凹部
胆経	起点	瞳子髎	頭部，外眼角の外方5分，陥凹部
	止点	足竅陰（井金穴）	足の第4趾，末節骨外側，爪甲角の近位外方1分（指寸），爪甲外側縁の垂線と爪甲基底部の水平線との交点
肝経	起点	大敦（井木穴）	足第1趾，末節骨外側，爪甲角の近位外方1分（指寸），爪甲外側縁の垂線と爪甲基底部の水平線との交点
	止点	期門（肝募穴）	前胸部，第6肋間，前正中線の外方4寸

附表4　『鍼灸甲乙経』巻之五　鍼灸禁忌第一下の禁灸穴一覧

記載穴	記載内容	「巻之三」における施灸説明
頭維	禁不可灸	禁不可灸
承光	禁不可灸	禁不可灸
脳戸	禁不可灸	不可灸，令人瘖（『素問』刺禁論云，……王冰注云，灸五壮，又骨空論云，不可妄灸，『銅人経』云，禁不可灸，灸之令人瘂）
風府	禁不可灸	禁不可灸，灸之瘖
瘂（瘖）門	禁不可灸（灸之令人瘖）	不可灸，灸之令人瘖
下関※	耳中有干糙（一作挺）	灸三壮，耳中有干擿（糙）抵，不可灸（擿抵一作適之，不可灸，一作鍼，久留鍼）
耳門※	耳中有膿，禁不可灸	灸三壮
人迎	禁不可灸	禁不可灸
糸竹空	禁不可灸（灸之不幸人目小或昏）	不宜灸，灸之不幸令人目小及盲
承泣	禁不可灸	不可灸
脊中	禁不可灸（灸之使人傴）	不可灸，灸則令人痿
白環兪	禁不可灸	不宜灸（水穴注云，刺入五分，灸三壮）
乳中	禁不可灸	禁不可刺灸，灸刺之，不幸生蝕瘡，瘡中有膿血清汁者可治，病中有息肉若蝕瘡者死
石門※	女子禁不可灸	灸三壮，女子禁不可刺，灸中央，不幸令人絶子（気府論注云　刺入六分，留七呼，灸三壮）
気街（衝）※	禁不可灸（灸之不幸不得息）	灸三壮，灸之不幸不得息

記載穴	記載内容	「巻之三」における施灸説明
淵腋	禁不可灸（灸之不幸生腫蝕）	不可灸，灸之不幸生腫蝕馬刀傷，内潰者死，寒熱生馬可治
経渠	禁不可灸（傷人神）	不可灸，灸之傷人神明
鳩尾	禁不可灸	不可灸刺
陰市	禁不可灸	禁不可灸（刺腰痛論注云，伏兎下陥者中，灸三壮）
陽関	禁不可灸	禁不可灸
天府	禁不可灸（使人逆息）	禁不可灸，灸之令人逆気
伏兎	禁不可灸	禁不可灸
地五会	禁不可灸（使人痩）	不可灸，灸之令人痩，不出三年死
瘈脈※	禁不可灸	灸三壮

※「巻之五　鍼灸禁忌第一下」で「禁灸穴」としてあげられている経穴のうち，「巻之三」では禁灸穴になっていないのは，耳門穴・石門穴と瘈脈穴。条件付きで施灸穴になっているものは下関穴と気衝穴である。
※「巻之五　鍼灸禁忌第一下」で「禁灸穴」としてあげられていないのに，「巻之三」で禁灸穴になっているのは心兪・素髎，施灸の記載のない経穴は顴髎・迎香・巨髎・禾髎・地倉・少府の各穴である。

附表5　『銅人腧穴鍼灸図経』禁灸穴一覧（付『鍼灸甲乙経』）

禁灸穴名	各穴の刺灸説明部分	『鍼灸甲乙経』巻之三の各穴刺灸説明部分
風府	禁不可灸，不幸使人失瘖	禁不可灸，灸之瘖
瘂（瘖）門	禁不可灸，灸之令人瘂	不可灸，灸之令人瘖
承光	禁不可灸	禁不可灸
天柱	——	**灸三壮**
臨泣	——	**灸五壮**
素髎	外台秘要云不宜灸	禁灸
攢竹	不宜灸	**灸三壮**
睛明	禁不可灸	**灸三壮**
迎香	不宜灸	——
禾髎	——	——
糸竹空	禁不可灸，不幸使人目小，又令人目無所見	不宜灸，灸之不幸令人目小及盲
顴髎	——	——
頭維	禁不可灸	禁不可灸
下関	禁不可灸	灸三壮，耳中有干擿（糙）抵，不可灸（擿抵一作適之，不可灸，一作鍼，久留鍼）
肩貞	——	**灸三壮**
霊台	——	**霊台穴そのものが本書には存在しない**
脊中	禁不可灸，灸則令人腰背傴僂	不可灸，灸則令人瘻
心兪	不可灸	禁灸
白環兪	不宜灸	不宜灸（水穴注云，刺入五分，灸三壮）
天牖	亦不宜灸，若灸之面腫眼合	**灸三壮**

禁灸穴名	各穴の刺灸説明部分	『鍼灸甲乙経』巻之三の各穴刺灸説明部分
人迎	禁不可灸　灸之不幸傷人	禁不可灸
乳中	禁不可灸，灸不幸生蝕瘡，瘡中有清汁膿血可治，瘡中有息肉若蝕瘡者死	禁不可刺灸，灸刺之，不幸生蝕瘡，瘡中有膿血清汁者可治，病中有息肉若蝕瘡者死
周営	——	**灸五壮**
淵腋	禁不宜灸，灸之不幸令人生腫蝕馬瘍，内潰者死，寒熱生馬瘍可治	不可灸，灸之不幸生腫蝕馬刀傷，内潰者死，寒熱生馬可治
鳩尾	不可灸，即令人畢世少心力	不可灸刺
腹哀	——	**艾炷灸五壮**
少商	不宜灸	**灸三壮**
魚際	——	**灸三壮**
経渠	禁不可灸，灸即傷人神	不可灸，灸之傷人神明
天府	禁不可灸，使人逆気	禁不可灸，灸之令人逆気
中衝	——	**艾炷灸一壮**
陽池	不可灸	**艾炷灸五壮（銅人経云不可灸）**
地五会	不可灸，灸則使羸瘦，不出三年卒	不可灸，灸之令人瘦，不出三年死
陽関	不可灸	禁不可灸
隠白	——	**灸三壮**
漏谷	——	**灸三壮**
陰陵泉	——	**灸三壮**
犢鼻	——	**灸三壮**
陰市	不可灸	禁不可灸（刺腰痛論注云，伏兎下陥者中，灸三壮）

禁灸穴名	各穴の刺灸説明部分	『鍼灸甲乙経』巻之三の各穴刺灸説明部分
伏兎	不可灸	禁不可灸
髀関	——	**灸三壮**
申脈	——	**灸三壮**
委中	——	**灸三壮**
殷門	——	**灸三壮**
承扶	——	**灸三壮**

※経穴の順番は『銅人腧穴鍼灸図経』の記載順。「——」は施灸の記載のないもの。

※太文字で示しているのは,『銅人腧穴鍼灸図経』では禁灸穴もしくは施灸の記載のない経穴における『鍼灸甲乙経』の施灸記載部分である。

※素髎穴は,「外台秘要云不宜灸」とあり,『銅人腧穴鍼灸図経』自身の禁灸の記載ではないが,禁灸穴とした。

※少海穴は,「可灸三壮,甄権云……不宜灸」と記されているので表には含めていない。

※地倉穴・少府穴は,『銅人腧穴鍼灸図経』では禁灸穴にしていない。これに対し『鍼灸甲乙経』では施灸の記載がない。

※脳戸穴は,『銅人腧穴鍼灸図経』では禁灸穴にしていない。これに対し『鍼灸甲乙経』では禁灸穴にしている。

附表 6　明清代鍼灸書「禁灸穴歌」一覧

『鍼灸大全』 45 穴	『鍼灸秘法全書』 39 穴	『鍼灸聚英』 42 穴	『鍼灸大成』 45 穴	『医宗金鑑』 47 穴
禁灸之穴四十五 承光瘂門及風府 天柱素髎臨泣上 睛明攢竹迎香数 禾髎顴髎糸竹空 頭維下関與脊中 肩貞心兪白環兪 天牖人迎共乳中 周栄淵腋并鳩尾 腹哀少商魚際位 経渠天府及中衝 陽関陽池地五会 隠白漏谷陰陵泉 条口犢鼻還陰市 伏兎髀関委中穴 殷門申脈承扶忌	禁灸之穴四十五 承光瘂門及風府 素髎天柱臨泣所 睛明攢竹迎香苦 禾髎糸竹空頭維 下関脊中同大杼 脳戸白環兪天牖 労宮共委中淵腋 殷門鳩尾上少商 魚際腹哀同経渠 天府承扶泣地五 陽池漏谷凶犢鼻 陽関陰市乳隠白 陰陵伏兎及周栄	禁灸之穴四十五 承光瘂門及風府 天柱素髎臨泣上 睛明攢竹迎香数 和髎顴髎糸竹空 頭維下関與脊中 肩貞心兪白環兪 天牖人迎共乳中 周栄淵腋并鳩尾 腹哀少商魚際位 経渠天府及中衝 陽関陽池地五会 隠白漏谷陰陵泉 伏兎髀関委中穴 殷門申脈承扶忌	瘂門風府天柱擊 承光臨泣頭維平 糸竹攢竹睛明穴 素髎禾髎迎香程 顴髎下関人迎去 天牖天府到周栄 淵腋乳中鳩尾下 腹哀臂後尋肩貞 陽池中衝少商穴 魚際経渠一順行 地五陽関脊中主 隠白漏谷通陰陵 条口犢鼻上陰市 伏兎髀関申脈迎 委中殷門承扶上 白環心兪同一経 灸而勿鍼鍼勿灸 鍼経為此嘗叮嚀 庸医鍼灸一斉用 徒施患者炮烙刑	禁灸之穴四十七 承光瘂門風府逆 睛明攢竹下迎香 天柱素髎上臨泣 脳戸耳門瘈脈通 禾髎顴髎糸竹空 頭維下関人迎等 肩貞天牖心兪同 乳中脊中白環兪 鳩尾淵腋和周栄 腹哀少商并魚際 経渠天府及中衝 陽池陽関地五会 漏谷陰陵条口逢 殷門申脈承扶忌 伏兎髀関連委中 陰市下行尋犢鼻 諸穴休将艾火攻

※『鍼灸大全』は明代の徐鳳撰。1439 年成書。

※『鍼灸秘法全書』は明代の凌云著とされる。凌云の生没は 1443 ？～1519 年。同書の「禁灸歌」では冒頭に「禁灸之穴四十五」とあるが，実際に書かれているのは 39 穴。

※『鍼灸聚英』（明代・高武）は 1529 年刊。同書の「禁灸穴歌」では冒頭に「禁灸之穴四十五」と記されているが，実際に書かれているのは 42 穴である。

※『鍼灸大成』（明代・楊継洲）は 1601 年刊。

※『医宗金鑑』（清代・呉謙）は 1742 年刊。

附表 7　主要鍼灸書禁灸穴一覧（含禁灸穴歌）

	甲乙 24 穴	千金 24 穴	銅人 45 穴	大全 45 穴	秘法 39 穴	
承光	○	○	○	○	○	
風府	○	○	○	○	○	
瘂門	○	○	○	○	○	
天柱			○	○	○	
脳戸	○	○			○	
耳門	○	○				
臨泣			○	○	○	
天牖			○	○	○	
頭維	○	○	○	○	○	
素髎			○	○	○	
下関	○	○	○	○	○	
承泣	○	○				
睛明			○	○	○	
攅竹			○	○	○	
迎香			○	○	○	
顴髎			○	○		
糸竹空	○	○	○	○	○	
人迎	○	○	○	○		
霊台			○			
脊中	○	○	○	○	○	
大杼					○	
心兪			○	○		
白環兪	○	○	○	○	○	
鳩尾	○	○	○	○	○	
乳中	○	○	○	○		
腹哀			○	○	○	
石門	○	○				
淵腋	○	○	○	○	○	
気衝	○	○				

	聚英 42 穴	大成 45 穴	医宗 47 穴	医心 18 穴	抜萃 42 穴	重宝 50 穴
	○	○	○	○	○	○
	○	○	○	○	○	○
	○	○	○	○	○	○
	○	○	○		○	○
			○	○		
			○	○		
	○	○	○		○	○
	○	○	○		○	○
	○	○	○	○	○	○
	○	○	○		○	○
	○	○	○		○	○
				○		○
	○	○	○		○	○
	○	○	○		○	○
	○	○	○		○	○
	○	○	○		○	○
	○	○	○	○	○	○
	○	○	○	○	○	○
						○
	○	○	○	○	○	○
						○
	○	○	○		○	○
	○	○	○		○	○
	○	○	○		○	○
	○	○	○	○	○	○
	○	○	○		○	○
				○		
	○	○	○	○	○	○
				○		

	甲乙 24 穴	千金 24 穴	銅人 45 穴	大全 45 穴	秘法 39 穴	
天府	○	○	○	○	○	
少商			○	○	○	
少海						
労宮					○	
髀関			○	○		
伏兎	○	○	○	○	○	
陰陵泉			○	○	○	
殷門			○	○	○	
申脈			○	○		
陽関	○	○	○	○	○	
地五会	○	○	○	○	○	
禾髎			○	○	○	
肩貞			○	○		
周栄			○	○	○	
魚際			○	○	○	
中衝			○	○		
経渠	○	○	○	○	○	
陽池			○	○	○	
隠白			○	○	○	
条口				○		
漏谷			○	○	○	
犢鼻			○	○	○	
陰市	○	○	○	○	○	
委中			○	○	○	
承扶			○	○	○	
和髎						
瘈脈	○	○				

	聚英 42 穴	大成 45 穴	医宗 47 穴	医心 18 穴	抜萃 42 穴	重宝 50 穴
	○	○	○	○	○	○
	○	○	○		○	○
						○
						○
	○	○	○		○	○
	○	○	○	○	○	○
	○	○	○		○	○
	○	○	○		○	○
	○	○	○		○	○
	○	○	○		○	○
	○	○	○	○	○	○
		○	○			○
	○	○	○		○	○
	○	○	○		○	○
	○	○	○		○	○
	○	○	○		○	○
	○	○	○	○	○	○
	○	○	○		○	○
	○	○			○	○
		○	○			○
	○	○	○		○	○
		○	○			○
		○	○			○
	○	○	○		○	○
	○	○	○		○	○
	○				○	
			○			

※表中の書名の略称は,「甲乙」は『鍼灸甲乙経』,「千金」は『備急千金要方』,「秘法」は『鍼灸秘法全書』,「聚英」は『鍼灸聚英』,「大成」は『鍼灸大成』,「医宗」は『医宗金鑑』,「医心」は『医心方』,「抜萃」は『鍼灸抜萃大成』,「重宝」は『鍼灸重宝記』である。
※○の記号は同書に記載されていることを示している。
※禁灸穴の順番はおおむね『鍼灸重宝記』の順とした。
※『鍼灸甲乙経』(259年頃・皇甫謐)鍼灸禁忌第一下の「禁灸穴」は24穴。「瘂門」穴は「瘖門」穴,「気衝」穴は「気街」穴と記されている。
※『備急千金要方』(651年・孫思邈)巻二十九針灸上の「灸禁忌法」では24穴。「淵腋」穴は「泉腋」穴と記されている。
※『鍼灸秘法全書』は明代の凌云著。凌云の生没は1443?～1519年。同書の「禁灸歌」では冒頭に「禁灸之穴四十五」とあるが,実際に書かれているのは39穴。
※『鍼灸聚英』(明代・高武)は1529年刊。同書の「禁灸穴歌」では冒頭に「禁灸之穴四十五」と記されているが,実際に書かれているのは42

附表8　主要鍼灸書禁鍼穴一覧(含禁鍼穴歌)

	甲乙 14穴	千金 15穴	銅人 22穴	大全 22穴
脳戸			○	○
顖会				○
神道			○	○
霊台			○	○
角孫			○	○
膻中			○	○
水分				○
神闕(臍中)	○	○	○	○
会陰			○	○
横骨			○	○
気衝			○	○
肩井				
五里(手五里)		○	○	○
雲門				
缺盆		○		

穴である。
※『鍼灸大成』（明代・楊継洲）は 1601 年刊。同書の「禁灸穴歌」に記されているのは 45 穴。
※『医宗金鑑』（清代・呉謙）は 1742 年刊。同書の「禁灸穴歌」に記されているのは 47 穴。
※『医心方』（日本，984 年，丹波康頼）「灸禁法第四」に記載されている禁灸穴は 18 穴。ただし耳門穴は「耳門は耳中膿有り，及び抵に通じるに灸すること无れ」，石門穴は「石門は女子は禁じて灸すべからず」と一定の条件を付けている。また，18 穴の後に，玉枕穴などの無病の際には灸をすべきでない腧穴が 20 穴ほど記されている。
※『鍼灸抜萃大成』（日本，1699 年，岡本一抱）に記載されている「禁灸穴」は 42 穴。
※『鍼灸重宝記』（日本，1718 年，本郷正豊著）に記載されている「禁灸の穴」は 50 穴。

	聚英 22 穴	大成 22 穴	医宗 23 穴	抜萃 29 穴	重宝 29 穴
	○	○	○	○	○
	○	○	○	○	○
	○	○	○	○	○
	○	○	○	○	○
	○	○	○	○	○
	○	○	○	○	○
	○	○	○	○	○
	○	○	○	○	○
	○	○	○	○	○
	○	○	○	○	○
	○	○	○	○	○
				○	○
	○	○	○	○	○
				○	○
				○	○

	甲乙 14 穴	千金 15 穴	銅人 22 穴	大全 22 穴	
三陽絡	○	○	○	○	
箕門			○	○	
玉枕			○	○	
承筋	○	○	○	○	
神庭	○	○	○	○	
承霊			○	○	
承泣			○	○	
青霊			○	○	
絡却			○	○	
顱息（顱顖）	○	○	○	○	
石門					
合谷					
陰交					
鳩尾	○	○			
三陰交					
上関	○	○			
左角	○	○			
人迎	○				
雲門	○	○			
伏兎	○	○			
復溜	○	○			
乳中	○	○			
然谷	○	○			
膏肓（膏肓兪）			○		
労宮			○		

	聚英 22 穴	大成 22 穴	医宗 23 穴	抜萃 29 穴	重宝 29 穴
	○	○	○	○	○
	○	○	○	○	○
	○	○	○	○	○
	○	○	○	○	○
	○	○	○	○	○
	○	○	○	○	○
	○	○	○	○	○
	○	○	○	○	○
	○	○	○	○	○
	○	○	○	○	○
				○	○
				○	○
					○
				○	○
				○	
			○		

※表中の書名の略称は，「甲乙」は『鍼灸甲乙経』，「千金」は『備急千金要方』，「秘法」は『鍼灸秘法全書』，「聚英」は『鍼灸聚英』，「大成」は『鍼灸大成』，「医宗」は『医宗金鑑』，「医心」は『医心方』，「抜萃」は『鍼灸抜萃大成』，「重宝」は『鍼灸重宝記』である。『鍼灸抜萃大成』『鍼灸重宝記』は日本の書。

※○の記号は同書に記載されていることを示している。

※本表の禁鍼穴の順番は『鍼灸重宝記』（1718 年・本郷正豊著）の記載順に従った。

※『鍼灸甲乙経』鍼灸禁忌第一下（259 年頃 晋代・皇甫謐撰）に書かれている「禁鍼穴」中，上関（客主人）・人迎・雲門の 3 穴は深刺を禁じている。顱息・復溜・然谷の 3 穴は出血させ過ぎてはいけないとする。左角穴（左の額角）は長時間の留鍼を禁じている。したがって，この 7 穴は厳密な意味では禁鍼穴ではない。

※『備急千金要方』巻二十九鍼灸下（651 年，唐代・孫思邈撰）の「鍼禁忌法」に書かれてある禁鍼穴はほぼ『鍼灸甲乙経』のそれと同じであるが，五里穴と缺盆穴が増え，それとは逆に人迎穴は記載されていない。

※『銅人腧穴鍼灸図経』（宋代・王惟一編著。1027 年刊）では，「鍼灸禁忌」といった項目がなく，禁鍼穴のまとまった記載は見られないので，巻之三・巻之四・巻之五の各経穴の刺灸方法記載部分から採ったところ，完全な禁鍼穴は 22 穴であった。

※『鍼灸大全』（明代・徐鳳撰。1439 年成書）の「禁鍼穴歌」では，完全な禁鍼穴 22 穴を「二十二穴不可鍼」とし，それ以下の歌では，女性への刺鍼を禁じたり深刺を禁じたりする穴が記されている。したがって本表では 22 穴のみを示している。『鍼灸大全』は『銅人腧穴鍼灸図経』と同じく 22 穴の禁鍼穴であるが，『銅人』では「膏肓」「労宮」を禁鍼穴にしているのに対し，「顖会」「水分」を禁鍼穴にしている。他の禁鍼穴は『銅人』の禁鍼穴と同じである。

※『鍼灸聚英』（明代・高武。1529 年刊）の「禁鍼穴歌」は，2～3 の文字に違いがあるが，基本的に『鍼灸大全』（明代・徐鳳撰。1439 年成書）と同文である。

※『鍼灸大成』（明代・楊継洲）の「禁鍼穴歌」には，他書の「禁鍼歌」のような「二十二穴不可鍼」の一句が見られないが，他書との比較で，「孕婦不宜鍼合谷」以下の句は条件付きの禁鍼穴や刺鍼の際に慎重を期すべき腧穴や部位を示しているものとして，本表からは外してある。

※『鍼灸抜萃大成』（1699 年・岡本一抱）は「禁鍼ノ穴」の文末に「妊婦ニハ合谷，三陰交，石門　右ノ二十九穴（脳戸から石門まで）ハ鍼ヲ刺コトヲ禁ス」の一文が付されている。

※『鍼灸重宝記』（1718 年・本郷正豊著）の「禁鍼の穴」は『鍼灸抜萃大成』とほぼ同じであるが，『鍼灸抜萃大成』が「三陰交」としているところが『重宝記』では，「陰交」になっている。また，文中「石門一穴……女に忌」「合谷二穴……女に忌」，「陰交一穴……此穴に鍼灸すれば子を孕まず」と石門・合谷・陰交の 3 穴は女性に限定した禁鍼穴となっている。

附表９　『鍼灸甲乙経』巻之五鍼灸禁忌第一下の禁鍼穴一覧

禁鍼穴名	記載内容	巻之三の記載内容
神庭	神庭禁不可刺	禁不可刺
上関	上関禁不可刺深（深則令人耳無所聞）	刺入三分
顱息	顱息刺不可多出血	刺入一分
左角	左角刺不可久留	――
人迎	人迎刺過深殺人	刺入四分
雲門	雲門刺不可深（深則使人逆息不能食）	刺入七分
臍中	臍中禁不可刺	禁不可刺，刺之令人悪瘡遺夭者，死不治
伏兎	伏兎禁不可刺（本穴云刺入五分）	刺入五分
三陽絡	三陽絡禁不可刺	不可刺
復溜	復溜刺無多見血	刺入三分
承筋	承筋禁不可刺	禁不可刺
然谷	然谷刺無多見血	刺入三分
乳中	乳中禁不可刺	禁不可刺灸，灸刺之，不幸生蝕瘡，瘡中有膿血清汁者可治，病中有息肉若蝕瘡者死
鳩尾	鳩尾禁不可刺	不可灸刺
手五里	――	禁不可刺

※「――」は記載がないもの。

※「左角」穴は左額角とされる。

※「禁忌第一下」で示された禁鍼穴を「巻之三」に照らし合わせてみると，「禁忌第一下」の禁鍼穴は，①絶対に禁忌，②深刺不可，③過度の出血は不可の３種類に分かれることが理解できる。

※「巻之三」では「手五里」を「禁不可刺」として禁鍼穴にしているが，「巻之五」の「鍼灸禁忌第一」には記載されていない。

附表 10 『銅人腧穴鍼灸図経』禁鍼穴一覧

禁鍼穴名	各穴刺灸説明部分
神庭	禁不可鍼，鍼即発狂
脳戸	禁不可鍼，鍼之令人啞不能言
絡却	——
玉枕	——
承靈	——
角孫	——
顱息	不宜鍼
承泣	禁不宜鍼，鍼之令人目烏色
神道	——
霊台	——
膏肓（兪）	——
膻中	其穴禁不可鍼，不幸令人夭折
神闕	禁不可鍼
会陰	——
横骨	——
気衝	禁不可鍼
五里	禁不可鍼
青霊	——
労宮（営宮）	——
三陽絡	切禁不可鍼
箕門	——
承筋	禁鍼

※「——」は刺鍼法の記載がないもの。
※条件付きの禁鍼穴は記載していない。
※巻之四の「神闕」では，「禁不可鍼」としているが，巻之二の「任脈」のところでは，神闕穴は「神闕一穴，在臍中，禁不可鍼　若刺使人臍中悪汁出」と禁鍼内容が具体的に示されている。

附表 11　明清代鍼灸書「禁鍼穴歌」一覧

『鍼灸大全』 22 穴	『鍼灸秘法全書』 穴数不明	『鍼灸聚英』 22 穴	『鍼灸大成』 22 穴	『医宗金鑑』 23 穴
禁鍼穴道要先明	禁鍼穴道要分明	禁鍼穴道要先明	脳戸顖会及神庭	禁鍼穴道要先明
脳戸顖会及神庭	顖会神庭脳戸真	脳戸顖会及神庭	玉枕絡却到承霊	脳戸顖会及神庭
絡却玉枕角孫穴	頷厭懸顱会宗穴	絡却玉枕角孫穴	顱息角孫承泣穴	絡却玉枕角孫穴
顱顖承泣随承霊	□泣顱息及承霊	顱顖承泣随承霊	神道霊台膻中明	顱息承泣随承霊
神道霊台膻中忌	霊台神道膻中会	神道霊台膻中忌	水分神闕会陰上	神道霊台膻中忌
水分神闕并会陰	神闕天枢及水分	水分神闕并会陰	横骨気衝鍼莫行	水分神闕并会陰
横骨気衝手五里	□五里和横骨穴	横骨気衝手五里	箕門承筋手五里	横骨気衝手五里
箕門承筋及青霊	気衝陽穴会之陰	箕門承筋并青霊	三陽絡穴到青霊	箕門承筋及青霊
更加臂上三陽絡	箕門又與承筋□	更加臂上三陽絡	孕婦不宜鍼合谷	乳中上臂三陽絡
二十二穴不可鍼	□□□霊切莫鍼	二十二穴不可鍼	三陰交内亦通論	二十三穴不可鍼
孕婦不宜鍼合谷	孕婦莫教鍼合谷	孕婦不宜鍼合谷	石門鍼灸応須忌	孕婦不宜鍼合谷
三陰交内亦通倫	三陰交是落胎門	三陰交内亦通論	女子終身孕不成	三陰交内亦通論
石門鍼灸応須知	□□□□倶応忌	石門鍼灸応須忌	外有雲門并鳩尾	石門鍼灸応須忌
女子終身無妊娠	鍼錯終身絶子孫	女子終身無妊娠	缺盆主客深暈生	女子終身無妊娠
外有雲門并鳩尾	四白雲門鳩尾穴	外有雲門并鳩尾	肩井深時亦暈倒	外有雲門并鳩尾
缺盆客主人莫深	缺盆客主莫鍼深	缺盆客主人莫深	急補三里人還平	缺盆客主人莫深
肩井深時人悶倒	鍼深肩井人多暈	肩井深時人悶倒	刺中五臓胆皆死	肩井深時人悶倒
三里急補人還平	崑崙亦是落胎根	三里急補人還平	衝陽血出投幽冥	三里急補人還平
	犢鼻慣令人□足		海泉顴髎乳頭上	刺中五蔵胆皆死
	委中僵仆最傷人		脊間中髄傴僂形	衝陽血出投幽冥
	刺傷蔵府僉皆死		手魚腹陥陰股内	海泉顴髎乳頭上
	血出衝陽活不成		膝臏筋会及腎経	脊間中髄傴僂形
	顴髎海泉并乳上		腋股之下各三寸	手魚腹陥陰股内
	脊中之髄変傴形		目眶関節皆通評	膝臏筋会及腎経
	膝臏陰股和筋会			腋股之下各三寸
	股腋人迎切莫鍼			目眶関節皆通評

※『鍼灸大全』は明代の徐鳳撰。1439 年成書。同書「禁鍼穴歌」中，「顱息」は「顱顖」。

※『鍼灸秘法全書』は明代の凌云著とされる。凌云の生没は 1443 ？～1519 年。同書の「禁鍼歌」は文字の欠落（□）が多い。

※『鍼灸聚英』（明代・高武）は 1529 年刊。同書の「禁鍼歌」は，『鍼灸大全』のそれとほぼ同文である。

※『鍼灸大成』（明代・楊継洲）は 1601 年刊。同書の「禁鍼歌」では，歌のなかに「二十二穴不可鍼」といった記載がなく，完全禁鍼穴と条件付きの禁鍼穴の区別をしていない。また，「急補三里人還平」の後に，「刺中五臓胆皆死，衝陽血出投幽冥，海泉顴髎乳頭上，脊間中髄傴僂形，手魚腹陥陰股内，膝臏筋会及腎経，腋股之下各三寸，目眶関節皆通評」の 8 句 56 文字が増やされている。

※『医宗金鑑』（清代・呉謙）は 1742 年刊。同書の「禁鍼歌」は『鍼灸大全』や『鍼灸聚英』の「禁鍼穴」22 穴に「乳中穴」を増やして 23 穴とし，さらに『鍼灸大成』の「刺中五臓胆皆死，衝陽血出投幽冥，海泉顴髎乳頭上，脊間中髄傴僂形，手魚腹陥陰股内，膝臏筋会及腎経，腋股之下各三寸，目眶関節皆通評」の 8 句 56 文字を足したものである。

附表 12　鍼灸歌賦禁鍼穴と現代中医鍼灸学

『医宗金鑑』	『針灸学』経穴篇（天津中医学院＋後藤学園編）
脳戸	水平刺で 0.5 ～ 0.8 寸
顖会	水平刺で 0.5 ～ 0.8 寸
神庭	水平刺で 0.5 ～ 0.8 寸　あるいは点刺出血
絡却	平刺で 0.3 ～ 0.5 寸刺入する
玉枕	平刺で 0.3 ～ 0.5 寸刺入する
角孫	水平刺 0.3 ～ 0.5 寸
顱息	水平刺 0.3 ～ 0.5 寸
承泣	眼窩下縁に沿うように直刺で 0.3 ～ 0.7 寸刺入する。大きな角度の捻転は不可
承霊	水平刺 0.3 ～ 0.5 寸
神道	斜刺で 0.5 ～ 1 寸
霊台	斜刺で 0.5 ～ 1 寸
膻中	水平刺で 0.3 ～ 0.5 寸
水分	直刺で 1.2 寸
神闕	禁鍼
会陰	直刺で 0.5 ～ 1 寸刺入
横骨	直刺で 1 ～ 1.5 寸刺入する
気衝	直刺で 0.5 ～ 1 寸刺入する
手五里	直刺で 0.3 ～ 0.7 寸刺入する
箕門	直刺で 0.8 ～ 1.2 寸刺入する
承筋	直刺で 0.5 ～ 1.5 寸刺入する
青霊	直刺で 0.3 ～ 0.5 寸刺入する
乳中	現在では胸部取穴の基準として使われ鍼灸治療は施さない
三陽絡	直刺 0.8 ～ 1.2 寸

※歴代鍼灸歌賦の禁鍼穴では，『医宗金鑑』（清代・呉謙。1742 年刊）のそれが一番多く，「二十三穴不可鍼」の一句より前に書かれている禁鍼穴は 23 穴である。したがって，現代中医鍼灸書の対比では同書を選んだ。
※現代中医鍼灸学の書籍のなかでは，天津中医学院と後藤学園が共同で編集した『針灸学』3 部作（東洋学術出版社刊）が一番標準的な書と考え，これを『医宗金鑑』に対比させた。

附表 13　「驚」の『素問』における記載（58 箇所）

※文章が理解しやすいように『現代語訳◎黄帝内経素問』（東洋学術出版社刊）の現代語訳を付した（表記は統一した）。ただし，「六元正紀大論篇第七十一」は『黄帝内経運気』（ベースボールマガジン社刊）を用いた。

章篇	記載内容	備考
生気通天論篇第三	起居如**驚**．神気乃浮． （もし起居がでたらめであれば，神気が外に浮き出てしまう）	この「驚」は妄動の意
	兪気化薄．伝為善畏．及為**驚**駭． （もし寒気が経穴から侵入し蔵府に迫ると，恐懼と驚駭の症状が現れる）	この「驚」は外邪が臓腑に迫った症状
金匱真言論篇第四	東方青色．入通於肝．開竅於目蔵精於肝．其病発**驚**駭． （東方の青色の気は，人身の肝と相い応じ，肝は竅を両目に開き，その精華は肝に内蔵され，その発する病には驚駭が多い。	「驚」は肝病で起こる症状
陰陽別論篇第七	二陽一陰発病．主**驚**駭．背痛．善噫善欠．名曰風厥． （陽明と厥陰が病を発すると，主として驚駭し，背が痛み，しばしばおくびやあくびをし，風厥と呼ばれる）	「驚」は陽明と厥陰が病を発したときの症状
五蔵生成論篇第十	白脈之至也．喘而浮．上虚下実．**驚**有積気在胸中．喘而虚．名曰肺痺．寒熱． （外見が白色を呈しており，同時にまた脈搏も速く，そして浮であれば，上部が虚し下部が実しており，さらに驚く症状がある。これは病の気が積聚として胸中にあるからで，気喘して肺虚となる。この種の病名は肺痺あるいは寒熱と呼ばれる）	「驚」は肺痹の症状

章篇	記載内容	備考
診要経終論篇第十六	春刺秋分．筋攣．逆気環為欬嗽．病不愈．令人時**驚**．又且哭． （春に秋の部位を刺鍼すると，肺気を傷る。春の病は肝に存在し，筋の攣つれや気逆を生じ，誤って刺鍼することにより，邪気は肺を行るので，また咳嗽を生じ，病は治癒しない。肝気が傷られると，驚きやすくなり，肺気が傷られると，哭泣しやすくなる）	「驚」は肝気が傷られた症状
	陽明終者．口目動作．善**驚**妄言．色黄．其上下経盛不仁．則終矣． （陽明経の脈気が尽きるときには，病人の口と眼がひきつりゆがみ，時にはびくびく驚きやすくなり，言語は異常を来し，顔色は黄色である。その経脈が通過する部位にはすべて盛躁の症状が現れ，盛躁の症状から次第に肌肉はしびれ，無感覚になれば死亡する）	「驚」は陽明経の脈気が尽きるときの症状
経脈別論篇第二十一	凡人之**驚**恐恚労動静．皆為変也． （およそ人の経脈の血気は，驚きや恐れ，怒り，過度の労働による疲れ，あるいは活動的であるか安静にしがちであるかなどからみな影響を受け，変化する）	「驚」は経脈の血気を変動させる要因の一つ
	有所**驚**恐．喘出於肺．淫気傷心． （あるいは，驚きや恐れの気持が強いと，呼吸急促が肺から発し，もしも過度に淫した気が病を起こせば，心臓を害する）	「驚」は肺気を変動させ，心を害する
	驚而奪精．汗出於心． （驚いたり恐しい目に遇って精神が影響を受けると，汗は心から出る）	「驚」は心汗を発生させる

章篇	記載内容	備考
血気形志篇第二十四	形数**驚**恐経絡不通．病生於不仁．治之以按摩醪薬． （しばしば驚き恐れる人は，経絡の血気が凝滞し，多くの場合，皮膚がしびれ麻痺する症状が発生する。治療には按摩と薬酒を用いるべきである）	「驚」は経絡の血気を凝滞させる
通評虚実論篇第二十八	刺癇**驚**脈五．鍼手太陰各五．鍼手太陰各五．刺経太陽五．刺手少陰経絡傍者一．足陽明一．上踝五寸．刺三鍼． （驚風の治療は五経の経脈を刺鍼するのがよい。たとえば手の太陰経の経穴を五度，太陽経の経穴を五度，手の少陰経にある通里穴の近傍の手太陽経の支正穴を一度，足の陽明経の解渓を一度，足踝の上五寸の少陰経の築賓穴を三度刺鍼するのがよい）	「驚風」は病症名
陽明脈解篇第三十	足陽明之脈病．悪人与火．聞木音．則惕然而**驚**．鐘鼓不為動．聞木音而**驚**．何也． （足の陽明経が病めば，人や火を見ることを嫌悪し，木の音を聞くだけでドキッとして驚くが，鐘や太鼓の音を聞いても動じない。木の音を聞くだけで驚くのはどうしてなのか）	足陽明経の病変で木音を聞くと驚くことの質問
	陽明者胃脈也．胃者土也．故聞木音而**驚**者．土悪木也． （足の陽明経は胃の経脈で，胃は土に属している。木の音を聞くだけで驚くのは，土が木克土の関係にあって木を悪むからである）	足陽明経の病変で木音を聞くと驚くことの理由

章篇	記載内容	備考
刺熱篇第三十二	肝熱病者．小便先黄．腹痛．多臥．身熱．熱争．則狂言及**驚**．脇満痛．手足躁．不得安臥． （肝が熱病を生じると，まず小便が黄色くなり，下腹部が痛み，よく眠り，発熱する。熱邪と正気とが争うようになれば，言語が錯乱し，驚き，脇肋部が脹満して痛み，手足をしきりに動かし，じっと横になっていられなくなる）	「驚」は肝熱病で起こる症状
評熱病論篇第三十三	諸水病者．故不得臥．臥則**驚**．**驚**則欬甚也． （一般に水気の病は，仰臥することができなくなる。仰臥すれば水気は必ず上逆し，驚悸するに至り，咳もひどくなる）	「驚」は水気の上逆によって起こる。
刺瘧篇第三十六	肺瘧者．令人心寒．寒甚熱．熱間善**驚**．如有所見者． （肺瘧は，胸心に寒気を感じ，寒気が極まれば発熱し，発熱している間は発驚しやすく，怖いものでも見ているような様子である）	「驚」は肺瘧の症状の一つ
気厥論篇第三十七	脾移熱於肝．則為**驚**衄． （脾が熱を肝に移し伝えれば，驚愕や鼻血が現れる）	「驚」は脾が肝に熱を伝えたときに起こる症状
挙痛論篇第三十九	怒則気上．喜則気緩．悲則気消．恐則気下．寒則気收．炅則気泄．**驚**則気乱． （激しく怒れば気は上逆し，大いに喜べば気は弛緩し，悲しめば気は消沈し，恐れれば気は下降する。また寒にあえば気は収縮し，熱によって気は外泄する。驚けば気は乱れる）	「驚」によって生じる気の変化

章篇	記載内容	備考
挙痛論篇第三十九	**驚**則心無所倚．神無所帰．慮無所定．故気乱矣． （驚いたときには心はやみくもに動悸して頼るところなく，精神も不安定になって帰る所がなく，思慮も一定しなくなる。そこで「驚くと気が乱れる」というのである）	「驚」によって気が乱れる理由を心の変動によるものとする
痺論篇第四十三	肝痺者．夜臥則**驚**．多飲数小便．上為引如懐． （肝痺の症状は，夜眠ると驚きやすく，よく水を飲んで小便の回数が多く，痛みは上から下腹に引きつり，腹部は膨満して妊娠しているような形状になる）	「驚」は肝痹の症状の一つ
厥論篇第四十五	少陽厥逆．機関不利．機関不利者．腰不可以行．項不可以顧．発腸癰．不可治．**驚**者死． （足少陽胆経の厥逆は，筋骨関節が不自由となり，そのため腰が動かせず，首が回らなくなる。もし腸の膿瘍が併発すると，不治の重症である。また驚いてびっくりするようなことがあると，死ぬことがある）	足少陽胆経の厥逆は，「驚」によって死亡することがある
	陽明厥逆．喘欬身熱．善**驚**．衄嘔血． （足陽明胃経の厥逆は，呼吸が苦しくなって咳き込み，身体中が熱くなり，驚きやすくなり，鼻血が出て吐血する）	足陽明胃経の厥逆では「驚」になりやすい
奇病論篇第四十七	此得之在母腹中時．其母有所大**驚**．気上而不下．精気并居．故令子発為巓疾也． （胎児が母親の胎内にいたときに，母親が非常に大きな精神的ショックを受け，気が逆上して下らず，精気も集まって散らなくなり，その影響が胎児に波及し，そのために子供は生まれながらの癲癇病になったのである）	この「驚」の意味は精神的ショック

章篇	記載内容	備考
奇病論篇第四十七	病生在腎．名為腎風．腎風而不能食．善**驚**．**驚**已心気痿者死． （この病は腎に発するので，腎風という。腎風を患って，物が食べられなくなり，驚きやすいような段階にまで進行すると，往々にして驚いた後で，心気が衰え竭きて死亡する）	腎風は「驚」を生じやすく，「驚」は心気を衰竭させる
大奇論篇第四十八	肝雍．両胠満．臥則**驚**．不得小便． （肝の経脈が塞がると，両側脇部が脹満し，眠ろうとすると驚いて目覚めて安まらず，小便がよく出ない）	「驚」は肝経の経脈が塞がった症状の一つ
	肝脈騖暴．有所**驚**駭．脈不至．若瘖．不治自已． （肝脈が非常に速くて奔走しているようであったり，あるいは肝脈を指で按じることができなくなり，突然に声が出なくなるのは，なにか驚き恐れる刺激を受けたためであって，治療する必要はなく，放っておけば自然に治る）	驚きによって肝脈が刺激を受けたときは治療を要しない
	腎肝并沈．為石水．并浮．為風水．并虚．為死．并小絃．欲**驚**． （肝脈と腎脈がいずれも沈であれば，石水の病症が発生したものであり，もしいずれも浮であれば，風水の病症である。もし肝脈と腎脈がすべて虚であれば，これは死証であり，もし小で弓を張ったようであれば，驚病が起ころうとしているのである）	この「驚」は病症
大奇論篇第四十八	二陽急．為**驚**． （胃の脈と大腸の脈が急で速いのは，驚きによるものである）	驚きは胃脈と大腸脈に急・速脈を起こす
	脈至如数．使人暴**驚**．三四日自已． （突然驚かされると，脈が数脈のようになるが，おおよそ三，四日もたてば自然に治る）	驚きは数脈を引き起こす

章篇	記載内容	備考
脈解篇第四十九	所謂甚則厥．悪人与火．聞木音則惕然而**驚**者．陽気与陰気相薄．水火相悪．故惕然而**驚**也． (病が甚だしいと四肢が厥冷し，安静を望み，人に会うことを嫌がり，灯火の光さえ恐れ，木を撃つ音を聞くとびっくりして驚き恐れたりするのは，陽気と陰気とが相い争い，水火が協調しないために，このような恐れおののく症状が起こるのである)	「驚」は陽明胃経の経気が変動したときの症状の一つ
刺禁論篇第五十二	無刺大**驚**人． (ショックを受けて非常に驚いている人にも，刺鍼してはいけない)	驚きを受けたときは禁鍼
調経論篇第六十二	血并於陰．気并於陽．故為**驚**狂． (血が陰に併し気が陽に併すると驚狂の病症が起こる)	「驚狂」は病症
繆刺論篇第六十三	左刺右．右刺左．善悲**驚**不楽．刺如右方． (左の病は右に刺し，右の病は左に刺す。驚き恐れて楽しまぬ現象がある場合も，また右に記した刺法と同様にする)	悲驚の感情を伴う場合も同様の刺法
四時刺逆従論篇第六十四	濇則病積．時善**驚**． ([陽明の気に] 濇脈が現われれば積聚の病になったり，時に善く驚するようになる)	「驚」は陽明経の変動の一つ
五常政大論篇第七十	其気斂．其用聚．其動緛戻拘緩．其発**驚**駭． ([委和の年の] 気は収斂し，その作用は集め拘束することであり，曲がったりまっすぐになったりして自由に伸びることができないので，人体の変動の面では，筋や腱が引き攣って力が抜ける症状となり，時にはちょっとしたことで驚愕を起こしたりする)	木運不及の年には驚愕しやすい

章篇	記載内容	備考
五常政大論篇第七十	其主驟注雷霆震**驚**．沈黔淫雨． （［伏明の年が陽明司天にあえば］暴雨が降り雷が鳴り響き，暗雲が太陽を覆い隠し，雨はやむことなく降り続く）	「驚」は雷鳴の強さを表す
	其変震**驚**飄驟崩潰． （［敦阜の年の］異変としては暴雨が急激に降り，雷が鳴って地面が揺れ，山が崩れ堤防が決壊する）	「驚」は雷鳴の強さを表す
六元正紀大論篇第七十一	其変震**驚**飄驟．其病湿．下重． （太陽寒水が司天の甲辰，甲戌の年の異変は雷や暴風雨が襲い，水湿が体に蓄積して下肢が重くなるなどの病気が現れる）	「驚」は暴風雨が人を驚かす意味
	其病掉眩支脇**驚**駭． （少陽相火が司天の壬寅，壬申の年の病気はめまい，脇の下の脹満，動悸不安などである）	「驚」は少陽相火が司天の壬寅，壬申の年の病気の一つ
	其変震**驚**飄驟．其病体重胕腫痞飲． （少陽相火が司天の甲寅，甲申の年の異変は強風と暴雨が人を驚かせ，その病は体が重く浮腫が生じ，水が抜けずに体に溜まるなどである）	「驚」は人を驚かすような暴風雨の意味
	其変震**驚**飄驟．其病中満身重． （少陰君火が司天の甲子，甲午の年の異変は暴風が吹き，突然，雨が降って天地が揺れ動き，腹が脹ったり体が重いなどの病症が現れる）	「驚」は暴風雨を形容したもの
	土鬱之発巖谷震**驚**．雷殷気交． （木気が土気を過度に抑制すると，その土気は抑えつけられて，逆に怒りを爆発させる。すると岩山や深い谷は振動し，雷は天地の両気の間で盛んに鳴り響く）	「驚」は岩山や深い谷の振動を形容したもの

章篇	記載内容	備考
六元正紀大論篇第七十一	少陰所至．為**驚**惑悪寒戦慄譫妄． （六気の少陰の気が病変を起こすと，驚いたりとまどったりしやすく，悪寒や震えが起こり，うわごとを言ったり妄動したりする）	「驚」は六気の少陰の気が病変を起こしたときの症状の一つ
	少陽所至．為**驚**躁瞀昧暴病． （六気の少陽の気が病変を起こすと，驚きやすくて落ち着きがなくなり，煩悶して意識が薄れ，急激に発病する）	「驚」は六気の少陽の気が病変を起こしたときの症状の一つ
至真要大論篇第七十四	少陽之勝．熱客於胃．煩心心痛．目赤欲嘔．嘔酸善飢．耳痛溺赤．善**驚**譫妄． （少陽・相火の気が優勢になり過ぎると，熱気が胃に滞留して，心蔵が苦しんだり痛んだりし，目が赤らみ，吐き気がし，すっぱい胃液を嘔逆し，空腹を感じやすく，耳が痛み，小便が赤くなり，ものに驚きやすく，よくうわごとを言う）	「驚」は少陽・相火の気が優勢になり過ぎたときの症状の一つ
	少陽之復．大熱将至．枯燥燔腹．介蟲廼耗．**驚**瘛欬衄．…… （人が病にかかれば，驚愕してひきつけを起こしやすく，咳が出たり鼻血が出たりし，……）	「驚」は少陽・相火が報復したときの症状の一つ
	甚則入肝．**驚**駭筋攣． （ひどい場合には，邪気が肝蔵に侵入し，驚愕したり，筋肉が痙攣する）	「驚」は陽明・燥金が報復したときの症状の一つ
	諸病胕腫．疼酸**驚**駭．皆属於火． （およそ体がむくんだり，痛んだり，だるくなったりし，ものに驚きやすくなるのは，すべて火気に関連している）	「驚」は病機十九条の火の症状
	驚者平之． （おびえて落ち着きを失っている気は平静にする）	「驚」の場合の用薬方針

章篇	記載内容	備考
著至教論篇第七十五	三陽者至陽也．積并則為**驚**． (三陽は陽の最も盛んなものであり，陽気が重なり合って病めば，驚き恐れる)	手の太陽経の根源は心，足の太陽経の根源は腎なので，心が神を失い腎が志を失うと「驚」となる
示従容論篇第七十六	於此有人．頭痛筋攣骨重．怯然少気．噦噫腹満．時**驚**不嗜臥．此何蔵之発也． (たとえばここに病人がおり，頭が痛く，筋脈がひきつれ，骨の節々が重い感じで，わけもなく怯えて呼吸が弱くせわしくなり，しゃっくりとおくびが出て腹が膨満し，しばしば驚き恐れて眠ろうとしないとすると，これはどの蔵に発した病気なのか)	雷公が黄帝にした質問内容
疏五過論篇第七十七	病深無気．洒洒然時**驚**． (病勢が重くなると，陽気が消散し，ぶるぶる震えて悪寒し，しばしば驚きおののいて落ち着かなくなる)	「驚」は「脱営」「失精」の症状の一つ
陰陽類論篇第七十九	三陽一陰．太陽脈勝．一陰不能止．内乱五蔵．外為**驚**駭． (三陽と一陰とが病気になったときには，太陽脈が勝ち，寒水の気が大いに盛んとなって，一陰の気は制止することができず，内部では五蔵が乱れ，外部には驚駭となって現れる)	「驚」は三陽と一陰が病んだときに現れる外部症状

附表 14 「驚」の『霊枢』における記載（11 箇所）

※文章が理解しやすいように『現代語訳◎黄帝内経霊枢』（東洋学術出版社刊）の現代語訳を付した（表記は統一した）。

章篇	記載内容	備考
終始第九	大**驚**大恐．必定其気．乃刺之． （大いに驚き，大いに恐れた後は，必ず神気を安定させてから刺鍼する）	驚いたときの刺鍼法
	陽明終者．口目動作．喜**驚**妄言．色黄．其上下之経．盛而不行．則終矣 （陽明経の血気が尽きるときは，口と目が痙攣し，驚きやすくなり，言語が乱れ，顔色は黄ばみ，手足の陽明経の流注上で脈が躁しく盛んとなり，血気がめぐらず，死亡する）	手足の陽明経の変動
経脈第十	病至．則悪人與火．聞木声．則惕然而**驚**．心欲動．独閉戸塞牖而処． （病気が重くなれば，人と火に会うことを厭がり，木の響きを聞くと恐れて，心が動揺して不安定となり，門を閉じて窓を閉め，室内に一人でいることを望むなどである）	足の陽明経の変動
癲狂第二十二	狂言**驚**善笑．好歌楽．妄行不休者．得之大恐．治之取手陽明太陽太陰． （患者がでたらめをいい，驚きやすく，よく笑い，歌を歌いたがるなど，行動が常軌を逸しており，しかもそれがいつまでも続くようなのは，ひどく恐ろしい目にあったからである。治療には手の陽明経・手の太陽経・手の太陰経の腧穴を取るのがよい）	狂証

章篇	記載内容	備考
熱病第二十三	熱病嗌乾多飲．善**驚**．臥不能起．取之膚肉．以第六鍼．五十九． (熱病で喉が乾き，たくさんの水を飲み，驚きやすく，床に臥して起き上がれないようになったら，肌肉に治療を施すべきである。九鍼中の第六鍼［員利鍼］を用い，熱病を治療する五十九の腧穴から穴位を選び治療する)	熱病
	熱病数**驚**．瘈瘲而狂．取之脈．以第四鍼．急写有余者． (熱病でしばしば驚癇を起こし，ひきつけ，発狂したら，治療には脈を取るべきである。九鍼中の第四鍼［鋒鍼］を用い，すばやく偏盛なところを瀉す)	
雑病第二十六	噦．以草刺鼻嚔．嚔而已．無息而疾迎引之．立已．大**驚**之．亦可已． (しゃっくりには，草を鼻孔に入れて刺し，くしゃみをさせるのがよい。くしゃみが出るとしゃっくりは止まる。また口を閉じて呼吸を止め，上逆してきた気を急激にとらえ，その気を下行させても，しゃっくりを止めることができる。あるいは，しゃっくりが出ている人を突然驚かせても，止めることができる)	噦の治療
口問第二十八	夫百病之始生也．皆生于風雨寒暑．陰陽喜怒．飲食居処．大**驚**卒恐． (凡そ疾病の発生は，みな風雨寒暑，房事過多，喜怒に節度がない，飲食が調和しない，居場所が不適切である，大いに驚き俄に恐れるなどといった原因によっておこる)	発症因子の一つ

章篇	記載内容	備考
論勇第五十	夫怯士之不忍痛者．見難与痛．目轉面盻．恐不能言．失気**驚**．顔色変化．乍死乍生． （臆病であって疼痛にも我慢できない人の場合は，危難や疼痛に出くわすと，驚いて頭がくらくらし眼が眩み，顔面が蒼白になり，正視できず，話もできなくなり，胸がどきどきして落ち着きがなくなり，生きているのか死んでいるのかわからなくなる）	臆病者は危難や疼痛で驚きやすい
百病始生第六十六	留而不去．伝舎於経．在経之時．洒淅喜**驚**． （邪気が経脈に滞留すると，ぞくぞくと悪寒し，驚き恐れる精神状態になる）	虚邪賊風が経脈に滞留したときは驚きやすい
九鍼論第七十八	形数**驚**恐．筋脈不通．病生於不仁．治之以按摩醪薬． （もし，しばしば驚きと恐れを感受し，こころもからだも安らかでない人は，筋脈の気血が通じなくなり，肢体の感覚麻痺になりやすい。按摩と薬酒で治療するのがよろしい）	驚きが起こす病症

新・針師のお守り

2019年２月15日　　第１版　第１刷発行

■ 著　者　浅川　要
■ 発行者　井ノ上　匠
■ 発行所　東洋学術出版社
〒272-0021　千葉県市川市八幡2-16-15-405
販売部：電話 047 (321) 4428　FAX 047 (321) 4429
e-mail　hanbai@chuui. co. jp
編集部：電話 047 (335) 6780　FAX 047 (300) 0565
e-mail　henshu@chuui. co. jp
ホームページ　http://www. chuui. co. jp/

印刷・製本——株式会社丸井工文社　　装丁——山口方舟

ISBN978-4-904224-61-8 C3047

『針師のお守り』の掲載項目

無病と長寿を目ざした針灸／エビか　カエルか？／水中に坐するが如し／四総穴歌／ハリ師のお守り／太医院針灸科の廃止／竇漢卿列伝／内関穴の位置は何横指？／華佗の役割／鬼神の類／馬銜鉄針／荊軻の徒／祝由／串鈴医／関元の灸／訳者泣かせ／三つ目のツボ／逆気して泄す／虢太子蘇生の法／五華／募穴私考／弓と針／兪穴私考／中医針灸の行方／新しい日本古典派針灸の創設を／司馬遷の狂気／是動病・所生病／稲垣源四郎先生のこと／肝は疏泄を主る／元神の府／歯痕の象／心経の臨床価値／肺と大腸／祝・間中賞／刺針の深さ／尿の生成／私的脈診論／楚人の法／針灸歌賦／効能と穴性／針灸の補虚

『続・針師のお守り』の掲載項目

押手の必要性／私の生き方に影響を与えた一冊／私の臨床に影響を与えた一冊／鍼灸師の最大の武器／鍼灸師の目線／中医学の頑固さ／経筋学のすすめ／経別について／鍼灸業界の抱える闇／中国ばりと横山瑞生先生／日本中医学交流会大会／鍼灸学校の「経穴学」教科書／針灸の補瀉／個人的補瀉法／至陰の灸／玉枕関を開く／針灸の弁証論治／郄穴について／邂逅―平川信代先生／未病について／陽痿？　それとも陰痿？／背部兪穴の刺針法／膈兪穴はバネ指に効くのか／胃の大絡はどこから始まるのか／胞脈（胞絡）について／膈について